基层兽医从业人员培训教材

北京市朝阳区动植物疫病预防控制中心　组织编写

基 层 兽 医
宠物源人兽共患传染病
防疫技能手册

张小梅　唐艳荣　张海云　曹院章　主编

U0320929

中国农业科学技术出版社

图书在版编目(CIP)数据

基层兽医宠物源人兽共患传染病防疫技能手册／张小梅
等主编. --北京：中国农业科学技术出版社，2023.7
　　ISBN 978-7-5116-6334-4

　　Ⅰ.①基… Ⅱ.①张… Ⅲ.①人畜共患病-防治-手册
Ⅳ.①R535-62②S855.99-62

中国国家版本馆 CIP 数据核字(2023)第 121778 号

责任编辑　徐定娜
责任校对　马广洋
责任印制　姜义伟　王思文

出 版 者　中国农业科学技术出版社
　　　　　　北京市中关村南大街 12 号　　邮编：100081
电　　话　(010) 82105169 (编辑室)　　(010) 82109702 (发行部)
　　　　　　(010) 82109709 (读者服务部)
网　　址　https://castp.caas.cn
经 销 者　各地新华书店
印 刷 者　北京建宏印刷有限公司
开　　本　145 mm×210 mm　　1/32
印　　张　5.25
字　　数　149 千字
版　　次　2023 年 7 月第 1 版　　2023 年 7 月第 1 次印刷
定　　价　48.00 元

出版说明

　　本书由北京市朝阳区动植物疫病预防控制中心组织编写，北京信和翔科技有限责任公司、北京市动物疫病预防控制中心、通州区动物疫病预防控制中心、海淀区动物疫病预防控制中心部分同志参与编写。

　　本书的出版由北京信和翔科技有限责任公司提供赞助。

《基层兽医宠物源人兽共患传染病防疫技能手册》
编委会

前　言

　　近年来，国内宠物饲养数量迅速增长，品种不断增加。宠物源人兽共患病的有效防控，成为宠物和人类健康生存的关键。宠物以犬和猫为主，还包括观赏马、竞技马、羊驼、鹿、鸽、鸟、龟、鱼和信鸽、宠物兔、猪、龙猫、仓鼠、蜥蜴等。人兽共患病属于传染病中的一大类，有200多种，我国至今已发现100多种。宠物源人兽共患病不仅危害宠物健康，而且严重危害人类健康。其中，狂犬病、流感、结核病、布鲁氏菌病、弓形虫、棘球蚴病等在我国一些地区宠物群内时有发生，对人类的健康构成了威胁，也引起社会各界广泛关注。

　　据世界动物卫生组织统计，目前流行的人传染病中有60%是人兽共患病，人的突发传染病75%以上来源于动物。对动物实施监测、净化、免疫、消毒灭源是防控动物源人兽共患病的重要措施；动物临床样品采集，是疫病监测的重要环节。疫病监测又是全面做好动物源人兽共患病流行病学分析与疫情预警预报的基础；免疫消毒是控制传染病的手段。动物诊疗机构的从业兽医和基层动物防疫队伍是我国动物疫病防疫体系的基础，承担着传染病预防、诊断发现、报告等重要职责，其工作对于防控人兽共患病非常重要。但是，当前基层动物防疫队伍人员不稳定、人员技术素质良莠不齐等问题凸显，极不适应重大动物疫病防控工作的需要。

为了提高从业兽医和基层动物防疫员的技术水平，北京市朝阳区动植物疫病预防控制中心组织相关技术人员收集资料，共同组编了《基层兽医宠物源人兽共患传染病防疫技能手册》一书。该书重点突出动物保定、样品采集、免疫、消毒、免疫标识、病死动物和医疗废弃物的处理、疫情报告等兽医技能操作内容，可供基层兽医培训参考。

鉴于编者水平有限和时间仓促，书中可能存在一些不足，希望读者不吝批评指正。

编　者

2023 年 3 月

目　录

第一章

宠物源人兽共患传染病概述

近年来，随着社会经济发展及城镇化进程加快，宠物越来越受到人们的关注，宠物的饲养数量及饲养种类快速上升。由此带来的社会问题也接踵而至，其中之一即宠物源人兽共患传染病。相对于部分国家较好的公共卫生基础及良好的公共卫生安全意识，我国城镇居民动物卫生安全意识相对薄弱，兽医从业人员素质良莠不齐，且宠物管理相关政策法规相对滞后，导致我国宠物人兽共患传染病并没有得到足够的重视和科学的指导。

第一节　宠物源人兽共患传染病

宠物源人兽共患传染病是指在宠物与人类之间自然传播的、由共同的病原体引起的、流行病学上又有关联的疫病和感染。其病原体包括病毒、细菌、衣原体、立克次体、支原体、螺旋体、真菌、寄生虫等。据有关文献记载，全世界已证实的人兽共患传染病和寄生虫疫病有 439 种，我国已证实的人兽共患病有 100 多种。病原体既可存在于动物体内，也可存在于人体内，既可由动物感染给人，也可由人传染给动物，大多数人兽共患病通常都由动物传染给人，由人传染给动物的也有，但不常见。

近年来，人类与宠物的关系越来越密切。宠物的种类与数量越来越多，宠物饲养者的群体越来越大，使得宠物源人兽共患传染病传播的风险持续上升。对人兽共患传染病的防控既保障了宠物的健康，也为人类疫病防控提供了良好的动物样本。

一、人兽共患传染病流行的基本条件

人兽共患传染病的流行需要具备三个基本条件：传染源、传播途径、易感动物。这三个基本条件是构成传染病在人和动物中传播的生物学基础，若缺少任何一个条件，或者三个条件同时存在、互不相关，新的传染都不可能发生。

（一）传染源

传染源是指体内有病原体生长、繁殖并且能排出病原体的人和动物，包括病人、病原携带者和受感染的动物。病原体是能引起疾病的微生物和寄生虫的统称。凡是能排出病原体的人和动物，不管其临床症状是否明显，都可以成为传染源。带菌者、带毒者和带虫者统称为病原携带者。病原携带者按其携带状态和临床分期，一般分为三类：潜伏期病原携带者、恢复期病原携带者、健康病原携带者。

潜伏期病原携带者是指潜伏期内携带病原体并可向体外排出病原体者。少数传染病存在这种携带者，如麻疹、白喉、霍乱、痢疾等。这类携带者多数在潜伏期末排出病原体。因此，这类传染病如能及时发现并加以控制，对防止疫情的发展和蔓延具有重要意义。

恢复期病原携带者是指临床症状消失后仍在一定时间内向外排出病原体者。相关的疾病包括痢疾、伤寒、白喉、流行性脑脊髓膜炎和乙型肝炎等。一般恢复期病原携带状态持续时间较短，但个别携带者可维持较长时间，甚至终身。凡临床症状消失后病原携带时间在三个月以内者，称为暂时性病原携带者；超过三个月者，称为慢性病原携带者。后者常有间歇性排出病原体的现象，因此一般连续三次检查阴性时，才能确定病原携带状态解除。

健康病原携带者是指未曾患传染病，但能排出病原体的人。故健康病原携带者可以被认为是非常重要的传染源。病原携带者作为传染源的意义取决于其排出的病原体数量、携带病原体的时间长短、携带者的物种、活动范围、环境卫生条件及防疫措施等。

在实际工作中，不能忽视那些轻型的甚至非显性感染的传染源。轻型病例常常容易被误诊或延误治疗，耽误隔离治疗措施。非显性病例一般需要血清学追溯诊断，或做病原体检查时才能发现。需要进一步研究检查方法、临床诊断方法，用可行的方法发现这些病人，以便有效控制传染源。

（二）传播途径

传播途径是病原体从传染源排出体外，经过一定的传播方式，到达并侵入新的易感者的过程，分为直接接触传播、间接接触传播、垂直传播、水平传播等方式。

（三）易感动物

易感动物是指对某种传染病缺乏免疫力，易受该病感染的动物和对传染病病原体缺乏特异性免疫力，易受感染的动物。动物群体易感性增高的因素包括新生动物的增加、老龄动物的减少、易感动物的移入、免疫水平的消退、病原体变异、新病原体的出现等等。

因此，在防控宠物源人兽共患传染病时，需要统筹考虑传染病流行的三个基本要素：查明和消灭传染源，包括疫情的诊断、报告、检验检疫、隔离封锁等；切断病原体传播途径，包括尸体无害化处理、消毒、杀虫及灭鼠等；建立易感群体对传染病的抵抗力，包括免疫接种、药物预防等。

二、人兽共患传染病的基本特征

很多人兽共患传染病既是宠物的严重疫病，也是人类的烈性传染病，对公共卫生有严重威胁。它们的病原体宿主谱一般很宽，许多是自然疫源性疫病，难以消灭和控制。一些人兽共患传染病为职业病，危害执业人员健康。随着我国对宠物疫病的防控力度加大，宠物源人兽共患传染病呈现出新的特点：新型疫病不断出现，传统疫病反复发生，持续威胁人与宠物健康；数量以病毒性疫病为多，造成的损失也以病毒性疫病为主；人类与自然界原有的病原携带生物接触的增加，促使疫病的发生和流行；病原体不断突破原有种间屏障，跨物种向人或其他宠物传播，一些之前对人不致病或者低致病性病原体逐渐表现为致病性或者高致病性病原。

第二节　宠物源人兽共患传染病的公共卫生意义

人兽共患病属于传染病中的一大类，目前已知400多种动物传染性疫病，其中至少200多种可以传染给人类。其中，城市中的人兽共患病大多来源于宠物。宠物在我国已经成为一个庞大的群体，它们与人类朝夕相处，容易成为多种人兽共患病病原的宿主和传播媒介。宠物源人兽共患病不但对人类健康造成潜在威胁，还对宠物业的健康发展、城市旅游业、经济发展和社会稳定造成影响，因此宠物疫病的防控也成为受关注的公共卫生问题之一。

一、影响人类健康

宠物是多种人兽共患病病原的宿主和传播媒介，对人类健康影响较大。宠物人兽传染病的高发，与我国宠物犬、猫、鸟、鱼等的数量不断上升，特别是犬和猫的数量急剧增加有直接关系。据统计，我国大陆地区有犬 1.5 亿~2.0 亿只，猫 0.5 亿~0.8 亿只。已知犬是狂犬病毒的主要宿主、传播媒介和传染源，人类可因被带有病毒的犬咬伤感染，狂犬病病人死亡率几乎是 100%，是引起死亡人数最多的一种感染性疾病。我国是受狂犬病危害严重的国家之一。报告显示，1996—2009 年我国狂犬病发病总数为 22 060 例，死亡人数为 21 737 例，病死率为 98.5%。2016 年 1—4 月全国共报告 162 例狂犬病，死亡 147 例。其次，弓形虫病也是主要的人兽共患病，猫是弓形虫的终末宿主和重要的传染源，成人弓形虫感染往往没有临床症状，孕妇特别是怀孕的前三个月感染，会导致胎儿先天畸形，据统计全球有 30%~50%的人口被弓形虫隐性感染。

宠物易感的病原体种类繁多，而且很多病原的传播途径、生物学性状、传染性和致病力等特征都不清楚，这无疑增加了人的患病风险。新病原和外来病原缺乏有效的防控手段，常常在引起重大疾病暴发后才引起人们的重视，给人类健康带来严重的影响。近年来，一些新的宠物人兽共患病不断被发现，病种不断增多，如由细菌引起的弯曲杆菌病等。再加上不同地区宠物贸易的增加，进口宠物越来越普遍，这些进口宠物携带的病原体增加了人类感染新发传染病的几率。如 2003 年美国暴发的猴痘病毒感染疫情，是由非洲进口的啮齿类动物带入的。因此，必须对宠物源人兽共患病加以重视。

二、影响宠物业的健康发展

我国 20 世纪 80 年代中期以来逐渐形成了一个以犬、猫为代表的宠物市场。经过 20 多年的发展，宠物市场已经成为一个涵盖宠物养殖、宠物交易、宠物食品和用品的生产与销售、宠物医药保健、宠物赛会、宠物美容、宠物训导等内容的庞大产业。由于宠物市场管理的不规范，而宠物来源地检疫措施缺乏，致使宠物疾病传播并使人致病。另外，大多数宠物饲养者对宠物引起的人兽共患病知识了解甚少，甚至不了解，而宠物销售者往往忽略其携带的人兽共患病，这无疑给宠物业带来严重影响。调研结果表明，中国的宠物数量在 1999—2007 年增长了近 500%，公开数据显示，2010—2014 年，我国宠物行业市场规模年均增长达 50.7%。宠物人兽共患病不但影响宠物健康，还会影响人的健康，宠物人兽共患病必须引起大家的关注及国家的重视。

三、影响旅游业

宠物人兽共患病对旅游业也有一定的影响。它可影响以野生动物为主的生态旅游产业。另外大量的流浪动物传播人兽共患病，会严重影响城市居民的健康和安全，对以旅游业为主的城市造成严重影响。随着宠物犬、猫数量的增多，被遗弃或因走丢而变成流浪狗、流浪猫的数量也在增加。因为流浪狗猫没有进行系统的狂犬病等疫病的免疫、生活环境差等因素，一般可能携带很多病原微生物，流浪狗、流浪猫与野生动物频繁接触，会加快人兽共患病的传播，甚至会对以野生动物为主的生态旅游城市造成严重影响。近年来，我国生态旅游发展较快，2006 年仅森林公园的游客量就达 2 亿人次。全国自然保护区中相当一部分已经开展了生态旅游，而且增长势头十分明显，例如九寨沟自然保护区的游客量年年攀升。宠物人兽共患病会对旅游业造成影响，已知流浪动物的排泄物、呕吐物、尸体等常常带有致病性微生物和寄生虫，这些病原体可以通过空气、水等多种途径进行传播，如流入水道的犬猫粪便中含有多种病原微生物，可能使其他动物患致命的传染性疾病。

另外，国际宠物交易日益频繁，使得动物源性人兽共患病可以在很短时间内迅速传播到不同国家或地区。非疫源地区人群到疫源地旅游，也会导致感染人兽共患病甚至造成疫病远距离传播，造成区域性旅游危机，影响旅游业的发展。全社会建立人兽共患病防控合作机制，进一步加强公共卫生安全监管力度，加强人们对各种人兽共患病的预防意识，才能在保证人们健康的情况下积极发展旅游业。

四、影响经济发展和社会稳定

我国改革开放以来，随着国民生活水平的提高和生活方式的改变，我国宠物的饲养数量与种类急剧增加，宠物产业也迅速兴起，随之而来的宠物疫病防控问题越来越突出，威胁城市经济发展和社会稳定，引起了社会各界的普遍关注和重视。

伴随着宠物数量的增长，围绕宠物经济和宠物行业的发展催生了一些新兴的产业，这些产业带来的不仅是相关产品的诞生，也成就了全社会的就业和再就业，同时也给宠物行业带来了不可估量的经济效益，并对社会产生了巨大的社会价值和经济产值。例如在广东，观赏鱼水族产业已经容纳了近 20 万人就业，养殖面积达 10 多万亩（1 亩 ≈ 666.67 平方米），年产观赏鱼（含鱼苗）数百亿尾，并由此兴起了水族器材厂家上千家，整个产业年产值合计超过 200 亿元。温州平阳的宠物产业基地发展迅速，2000 年以来生产的"狗咬胶"等占全球宠物产品市场总量的 60%

以上，年产值约 40 亿元，成为亚洲最大的宠物饲料和用品生产基地，平阳宠物用品已远销欧美二十多个国家和地区。公开数据显示，北京仅宠物兽医服务业提供了近 4 000 个就业岗位。由此可见，作为劳动密集型的宠物产业在促进就业方面发挥了重要作用。但宠物行业迫切需要疫病防控的指导，提高公众对饲养宠物的人兽共患病的认识及了解，对宠物行业的发展至关重要。宠物人兽共患病给人类健康和经济发展带来较大危害，直接影响正常的社会活动和秩序。另外，人兽共患病可能引起民众的心理恐慌，城市生产生活秩序被严重扰乱，给人民群众的生命和健康带来潜在的威胁，严重影响社会稳定，同时也会影响正常的国际交往和国际贸易。

宠物作为人类的伴侣动物，是人类获得幸福和健康生活的一个关键来源。另外，宠物作为一个产业，在经济社会中的比重越来越大，可以促进许多人的就业和促进相关产业的发展。但是，宠物携带的人兽共患病对人类健康、宠物业、旅游业、经济发展和社会稳定都有严重的影响，需要引起足够重视，做好宠物人兽共患病的预防和控制意义重大。

第二章

动物保定

　　动物保定是指用人为的方法使动物易于接受诊断和治疗，保障人兽安全所采取的保护性措施。动物保定是兽医从业人员（特别是基层防疫人员）应具备的基本操作技能之一，良好的保定可保障人兽的安全，并且有利于防疫工作的开展。保定的方法很多，且不同动物的保定方法也不同，保定时应根据条件、动物品种选择合适的方法，本章重点介绍几种简便易行的保定方法。

第一节　动物保定方法

一、犬的保定

（一）口网保定

1. 适用范围

适用于一般检查和注射疫苗等。

2. 操作方法

用皮革、金属丝或棉麻制成口网，装着于犬的口部，将其附带结于两耳后方颈部，防止脱落。口网有不同规格，应依犬的大小选择使用。

(二) 扎口保定

1. 适用范围

适用于一般检查、注射疫苗等。

2. 操作方法

用绷带或布条,做成猪蹄扣套在鼻面部,使绷带的两端位于下颌处并向后引至项部打结固定,此法较口网法简单且牢靠。

(三) 宠动物保定架保定

1. 适用范围

适用于一般检查、注射、美容或外伤处理等。

2. 操作方法

这是一款新型的宠动物保定架,包括置于底座上的固定架,固定架包括固定栅栏、活动栅栏和底板,活动栅栏呈弯曲状、可转动到相对于固定栅栏的交错位置,当活动栅栏远离固定栅栏转动时,两者不相交,使得固定栅栏呈开放状态;当活动栅栏向固定栅栏转动时,活动栅栏的一部分能够穿过固定栅栏的间隙使得两者相交后与底板围合成有限封闭的空间,使得固定架呈闭合状态,从而实现对宠动物的固定。该宠动物保定架的固定效果好,且操作简单,单人即可完成操作。

二、猫的保定法

1. 布卷裹保定法

将帆布或人造革缝制的保定布铺在诊疗台上。保定者抓起猫背肩部皮肤放在保定布近端 1/4 处,按压猫体使之伏卧。随即提起近端帆布覆盖猫体,并顺势连布带猫向外翻滚,将猫卷裹系紧。由于猫四肢被紧紧地裹住不能伸展,猫呈"直棒"状,丧失了活动能力，可根据需要拉出头颈或后躯进行诊治。

2. 猫袋保定法

用厚布、人造革或帆布缝制与猫身等长的圆筒形保定袋，两端开口均系上可以抽动的带子。将猫头从近端袋口装入，猫头便从远端袋口露出，此时将袋口带子抽紧（不影响呼吸），使头不能缩回袋内。再抽紧近端袋，使两肢露在外面。这样，便可进行头部检查、测量直肠温度及灌肠等。

3. 扎口保定法

尽管猫嘴短平，仍可用扎口保定法，以免被咬致伤。其方法与短嘴犬扎口保定方法相同。

4. 保定架保定法

保定架支架用金属或木材制成，用金属或竹筒制成两瓣保定筒固定在支架上。将猫放在两瓣保定筒之间，合拢保定筒，使猫躯干固定在保定筒内，其余部位均露在筒外。此保定适用于测量体温、注射及灌肠等。

5. 猫项圈保定法

项圈又称伊丽莎白氏颈圈，是一种常用的防止自身损伤的保定装置，项圈保定也是防止猫自身损伤的最好办法，项圈有圆锥形、圆盘形两种，可根据需要选购不同型号，或也可以自己做，自行制作颈圈更为方便，可用 X 射线胶片再制成圆锥形项圈，这种保定方法可使猫头不能回转舐咬身体受伤部位，使身上被抓伤，促进伤口尽快愈合。

三、马的保定

（一）鼻捻棒保定

1. 适用范围

适用于一般检查、治疗和颈部肌内注射等。

2. 操作方法

将鼻捻子的绳套套于一手（左手）上并夹于指间，另一手（右手）抓住笼头，持有绳套的手自鼻梁向下轻轻抚摸至上唇时，迅速有力地抓住马的上唇，此时另手（右手）离开笼头，将绳套套于唇上，并迅速向一方捻转把柄，直至拧紧为止。

（二）耳夹子保定

1. 适用范围

适用于一般检查、治疗和颈部肌内注射等。

2. 操作方法

先将一只手放于马的耳后颈侧，然后迅速抓住马耳，持夹子的另一只手迅速将夹子放于耳根部并用力夹紧，此时应握紧耳夹，以免因马匹骚动、挣扎而使夹子脱手甩出，甚至伤人等。

（三）两后肢保定

1. 适用范围

适于马直肠检查或阴道检查、臀部肌内注射等。

2. 操作方法

用一条长约 8 米的绳子，绳中段对折打一颈套，套于马颈基部，两端通过两前肢和两后肢之间，再分别向左右两侧返回交叉，使绳套落于系部，将绳端引回至颈套，系结固定之。

（四）柱栏内保定

1. 二柱栏内保定

（1）适用范围

适用于临床检查、检蹄、装蹄及臀部肌内注射等。

（2）操作方法

将马牵至柱栏左侧，缰绳系于横梁前端的铁环上，用另一绳将颈部系于前柱上，最后缠绕围绳及吊挂胸、腹绳。

2. 四柱栏及六柱栏内保定

（1）适用范围

适用于一般临床检查、治疗、检疫等。

（2）操作方法

保定栏内应备有胸革、臀革（或用扁绳代替）、肩革（带）。先挂好胸革，将马从柱栏后方引进，并把缰绳系于某一前柱上，挂上臀革，最后压上肩革。

四、羊和羊驼的保定

（一）站立保定

（1）适用范围

适用于临床检查、治疗和注射疫苗等。

（2）操作方法

两手握住羊的两角或耳朵，骑跨羊身，以大腿内侧夹持羊两侧胸壁即可保定。

（二）倒卧保定

（1）适用范围

适用于治疗、简单手术和注射疫苗等。

（2）操作方法

保定者俯身从对侧一只手抓住两前肢系部或抓一前肢臂部，另一只手抓住腹肋部膝前皱襞处扳倒羊体，然后改抓两后肢系部，前后一起按住即可。

五、猪的保定

(一) 提起保定

1. 正提保定

(1) 适用范围

适用于仔猪的耳根部、颈部肌内注射等。

(2) 操作方法

保定者在正面用两手分别握住猪的两耳，向上提起猪头部，使猪的前肢悬空。

2. 倒提保定

(1) 适用范围

适用于仔猪的腹腔注射。

(2) 操作方法

保定者用两手紧握猪的两后肢胫部，用力提举，使其腹部向前，同时用两腿夹住猪的背部，以防止猪摆动。

(二) 倒卧保定

1. 侧卧保定

(1) 适用范围

适用于猪的注射、去势等。

(2) 操作方法

一人抓住一后肢，另一人抓住耳朵，使猪失去平衡，侧卧倒下，固定头部，根据需要固定四肢。

2. 仰卧保定

(1) 适用范围

适用于前腔静脉采血、灌药等。

（2）操作方法

将猪放倒，使猪保持仰卧的姿势，固定四肢。

第二节　动物保定注意事项

做动物保定时，应当注意人员和动物的安全。因此，应注意以下事项。

要了解动物的习性，动物有无恶癖，并应在宠主的协助下完成；对待动物应有爱心，不要粗暴对待动物；保定动物时所选用具如绳索等应结实，粗细适宜，而且所有绳结应为活结，以便在危急时刻可迅速解开；保定动物时应根据动物大小选择适宜场地，地面平整，没有碎石、瓦砾等，以防损伤动物；保定时应根据实际情况选择适宜的保定方法，做到可靠和简便易行；防止惊吓动物；应注意个人安全防护。

第三章

样品采集

第一节　采样的一般原则与采样方法

动物病料的采集是动物疫病诊断、流行病学调查、免疫学监测工作的重要环节。大多数传染病的诊断需要通过实验室检验，用特异的诊断方法或者分离出病原才能确诊。因此，要采集病料送到实验室进行检验。

一、采样的一般原则

采样人员应该熟知动物防疫的相关法律规定，具有一定的专业知识，能熟练掌握采样原则，以保证采集样品的完整性、采样人员自身和环境的安全。

1）当发现有急性死亡的动物时，如果怀疑是炭疽，则不可随意解剖，应采集患病动物的血液进行血液抹片镜检，排除炭疽病后方可进行病理剖检。

2）如果采样的目标为已经死亡的患病动物，那么应该及时采集病料，一般应该在动物死亡后2小时以内采集，最迟不能超过6小时。

3）采样过程中所需的一切器具均需要做消毒处理，确保样品的准确性，同时一套采样器具只能采集一种样品，不得交叉使用。

4）根据不同的疫病种类或者采样的目的，合理选择病料。抽样时应满足统计学的要求，减少和消除影响样品代表性的因素。

5）采集血液样品前，一般应禁食。

6）采样时尽量减少对动物的刺激和损害，避免对采样者构成威胁。

7）采样时要从胸腔到腹腔，要先采实质的脏器，尽量做到无菌，要避免外源污染，然后采腔肠器官等容易造成污染的组织和内容物等。

8）采取的病料要有代表性，应为病变明显部位。采取病料时要根据不同疫病或者检验目的采取相应位置的病料，当肉眼难以判断病因时，要全面系统地采集病料。检查病变和采集病料需要统筹考虑。

9）采样人要加强个人防护，必须严格遵守生物安全操作的相关规定，做好环境消毒和病害尸体的处理，以避免对环境、样品的污染和对采样人员的伤害。

二、采样时机和数量

（一）采样时机

采集样品时一定要把握好采样的时机，以保证采集到的样品为典型样品，有助于后期实验室检验。

1）通常情况下，对于要采集的常规病料，有临床症状需要做病原分离时，样品必须要在发病的发热时期或者症状表现的典型时期进行采样，病死的动物应该立即进行采样。

2）采集血液样品时，如果是用于病毒检验的样品，要在动物发病初体温升高期间采集；对于没有症状的带毒动物，一般在进入隔离场7天内进行采样。用于免疫动物血清学检测，需要采集双份的血清监测比较抗体效价变化情况时，其中第一份血清要采于发病的初期并且要做冻结保存；第二份血清要采于第一份血清采取后的第三至四周，两份血清同时冷藏保存送实验室检测。

3）用于寄生虫检验的样品，由于不同的血液寄生虫在血液中出现的部位以及出现的时机各不相同，因此，需要根据各种血液寄生虫的特点来选取相应的时机以及部位的血来制成血涂片和抗凝血，低温保存，送实验室检测。

4）在进行免疫效果监测时，在动物免疫后的 14~20 天，要随机采集样品，低温保存并送检。

（二）采样数量

在采集样品的过程中，对采样的数量有一定的要求，样品的数量一定要具有全面性和概括性。

1）如果进行疫情的监测和流行病学调查，要采集血清、各种拭子、体液、粪尿或者皮毛样品等，采样的数量可以根据动物的年龄、季节和周边疫情情况估算出感染率，然后计算出应采取样品的数量。

2）如果进行免疫效果监测，要在动物免疫后的 14~20 天，随机采取该群动物的血清样品，采集数量按照当地兽医主管部门要求进行。

3）对病死动物采样时，有病变的器官组织、血清或抗凝血等，按照相关疫病检测要求采样。

采样是从整体样品中采取具有代表性的样品，然后通过感官检查和实验室检查，了解样品的病原学指标，以做出正确的评估。采样人员对采样的原则、方法、时机和数量的准确把握至关重要。只有采集的样品完整、具有概括性，后期实验室检验才具有意义。

三、不同样品种类采样方法

采样前，要考虑采样的目的，根据检验项目和要求的不同，选择适当的样本和适宜的采样方法，合理采集样本。经常用到的采样方法如下。

（1）血液样品的采集

采集动物血液是采样的一项重要内容，对疫病检测有重大意义。采血的过程中要严格保持无菌操作。采血前要用酒精棉球对需要采血的部位进行消毒。采血完毕后，要局部消毒并用干棉球按压止血。采血所用的注射器和试管最好为一次性。

（2）动物活体样品的采集

动物活体样品采集主要是腔拭子、咽拭子和泄殖腔拭子，取无菌棉拭子插入被采样动物的鼻腔、喉头或者泄殖腔中转动3周左右后取出，插入离心管中［离心管事先装好1毫升磷酸缓冲液（PBS）］，剪去多余的部分，盖紧瓶盖然后做好标记保存。羽毛的采取方法是将含有羽髓的羽根部分按编号分别剪下收集到采样管内，并在每管中滴加2~3滴蒸馏水（当羽髓丰满时也可以选择不滴加），用玻璃棒将羽髓全部挤压到管中。

（3）粪便样品采集

粪便样品采集根据不同的实验目的分为三种，包括用于病毒检验、细菌检验和寄生虫检验。其中用于病毒检验的粪便必须要新鲜，采集少量样品时，可以用灭菌的棉拭子从直肠深处或者是泄殖腔黏膜上蘸取粪便，放入灭菌的含有磷酸缓冲液的采集管中密封。当需要采集较多量的粪便时，可将动物肛门周围消毒，用器械或者戴上胶皮手套伸入直肠内直接取粪便。将收集到的粪便装入灭菌的容器内，做好标记冷藏保存。用于细菌检验的粪便样品，最好是在动物使用抗菌药物之前，从直肠或者泄殖腔中采取新鲜的粪便样品，采样方法与病毒检验方法相同。所收集的样品装入灭菌容器中做好标记冷藏保存。用于寄生虫检验的粪便样品应选自新鲜的粪便或者直接从直肠内采取，这样可以保持虫体或者虫体节片以及虫卵的固有形态。一般寄生虫检验需要的粪便量较多，采取时应该从粪便的内外各层采取。用于寄生虫检测的粪便应以冷藏不冻结的状态保存。

（4）生殖道样品采集

生殖道样品主要包括动物流产排出的胎儿、死胎、胎盘、阴道分泌物、阴道冲洗液、阴茎包皮冲洗液、精液和受精卵等。对于流产的胎儿以及胎盘要无菌采取病变组织，或者将整个胎儿用塑料薄膜或者不透水的油纸包起来冷藏运回实验室。精液用人工方法收集，注意不要加入防腐剂。采取阴道、阴茎包皮分泌物时可以用棉拭子从深处采样，放入含有缓冲液的采集管中，冷藏保存。

（5）皮肤样品采集

病变的皮肤处如果有新鲜的水疱皮、痂皮或者结节等可以直接剪取 3~5 克。如果是寄生虫病，则在患病皮肤与健康皮肤交界处，用小刀与皮肤垂直刮取皮屑直到皮肤有轻微出血，收集皮屑用于检验。

（6）脓汁样品采集

采集已经破口脓灶处的脓汁时，宜用棉拭子蘸取；未破口的脓灶处采取脓汁时，用注射器抽取脓汁。

（7）尿液样品采集

当动物排尿时用干净的容器直接接取。也可以使用塑料袋，固定在雌性动物外阴部或者雄性动物的阴茎下接取尿液。采取尿液样品时宜在早晨进行。也可以用导管导尿或者膀胱穿刺采集。

（8）关节、皮下水肿液及胸腹腔积液的采集

关节腔和皮下水肿液的采集可以用注射器直接从积液处抽取。胸腔积液则在右侧第五六肋骨间或者左侧第六七肋骨间用注射器刺入抽取。腹腔积液采集则是在最后肋骨的后缘右侧腹壁作垂线，然后由膝盖骨向前引一水平线两线交点为穿刺部位，用注射器

抽取。

（9）病变组织脏器的采集

用于病理组织学检验时，必须保持新鲜，样品应该包括病灶以及邻近正常组织的交接部位。用于病原组织样品的采集时，微生物学检验的病料必须要保证新鲜，并且要尽可能地减少污染。具体分为两种情况。第一是用于细菌分离的样品，需要首先用烧红的刀片烧烙被采样组织的表面，在烧烙部位的表面刺一个孔，然后用铂金耳伸入孔内取少量组织用于检验。所有采集的组织应该分别放入灭菌容器中，贴上标签，然后冷藏，必要时可以做冻结处理，但是冻结的时间不宜过长。第二是用于病毒检验的组织样品，采集时要注意必须用无菌技术采集，然后放入无菌容器中，做好标签，冷藏保存，如果运送时间较长可做冻结处理或者是放入缓冲液中，然后再冷藏保存。

第二节　动物活体样品的采集及技术要求

样品的采集作为疫病防控的第一步，有至关重要的作用，样品的质量决定检测的结果。

一、禽类活体的采集

（一）喉咽拭子采集

取无菌棉签，插入禽类喉头顺时针逆时针各转动 3 周，取出，插入离心管中（事先加入病原保存液），剪去露出部分，盖紧瓶盖，做好标记。

（二）泄殖腔拭子采集

取无菌棉签，插入禽类泄殖腔顺时针逆时针转动3周，取出，插入离心管中（事先加入病原保存液），剪去露出部分，盖紧瓶盖，做好标记。

（三）羽毛采集

拔取受检禽类含羽髓的翅羽或身上其他部位大羽，将含有羽髓的羽根部分按编号分别剪下收集于小试管内，于每管内滴加蒸馏水2~3滴（羽髓丰满时也可不加），用玻璃棒将羽根挤压于试管底，使羽髓浸出液流至管口，用滴管将其吸出。

二、犬、猫鼻腔拭子、咽拭子采集

用灭菌的棉拭子采集鼻腔、咽喉或气管内的分泌物，蘸取分泌物后立即将拭子浸入保存液中，密封，低温保存。常用的保存液有pH值为7.4的含抗生素的磷酸盐缓冲液、pH值为7.2~7.4的灭菌肉汤或30%甘油盐水缓冲液，如准备将待检标本接种组织培养，则保存于含0.5%乳蛋白水解液中。一般每支拭子需保存1毫升。

三、血液样品的采集方法及技术要求

（一）采血种类

1. 全血样品

使用全血样品进行血液学分析，细菌、病毒或原虫培养，样品中需加抗凝剂，抗凝剂一般为阿氏液。采血时可以直接将血液滴入抗凝剂中，并立即连续摇动使其充分混合；可以将血液放入装有玻璃珠的灭菌瓶内，振荡脱纤维蛋白；也可使用抗凝采血管，含有抗凝剂如乙二胺四乙酸（EDTA），直接采血。

2. 血清样品

进行血清学试验通常用血清样品。用作血清样品的血液中不加抗凝剂，血液在室温下静置 2~4 小时（防止暴晒），待血液凝固，有血清析出时，用无菌剥离针剥离血凝块，然后置于4℃冰箱过夜，待大部分血清析出后取出血清，必要时经低速离心分离出血清，在不影响检验要求原则下可根据需要加入适宜的防腐剂，做病毒中和试验的血清避免使用化学防腐剂（如硼酸、硫柳汞等）。若需长时间保存，则将血清置于-20℃以下保存，且要尽量减少反复冻融。样品容器上贴详细标签。

3. 血浆样品

可使用抗凝采血管，含有抗凝剂如 EDTA，血液采完后，将试管颠倒几次，使血液与抗凝剂充分混合，然后静止，待细胞下沉后，上层即为血浆。

（二）采血方法

采集动物血液是动物疫病采样中的一项重要内容，对疫病监测意义重大。采血过程中应严格保持无菌操作。采血前，应用酒精棉对采血部位局部消毒。采血完毕，局部消毒并用干棉球按压止血。采血用的注射器和试管必须保持清洁、干燥、无菌。在采血、分离血清过程中，应避免溶血。几种动物常用的采血方法如下。

1. 禽类（鸟）的采血方法

（1）心脏采血

● 雏禽（鸟）心脏采血

左手抓禽（鸟），采样人员手持采血针，平行颈椎从胸腔前口插入，回抽见有回血时，即把针芯向外拉使血液流入采血针。

- **成年禽心脏采血**

成年禽只采血可取侧卧或仰卧保定。

侧卧保定采血：助手抓住禽两翅及两腿，右侧卧保定，在触及心搏动明显处，或胸骨脊前端至背部下凹处连线的 1/2 处消毒，垂直或稍向前方刺入 2~3 厘米，回抽见有回血时，即把针芯向外拉使血液流入采血针。

仰卧保定采血：胸骨朝上，用手指压离嗉囊，露出胸前口，用装有长针头的注射器，将针头沿其锁骨俯角刺入，顺着体中线方向水平穿行，直到刺入心脏。

（2）翅静脉采血

在翅下静脉处消毒，手持采血针，从无血管处向翅静脉丛刺入，见有血液回流，即把针芯向外拉使血液流入采血针。也可保定禽只，使翅膀展开，露出腋窝部，拔掉羽毛，用消毒棉消毒。拇指压近心端，待血管怒张后，用装有细针头的注射器，由翼根向翅方向平行刺入静脉，放松对近心端的按压，缓慢抽取血液。采血完毕用棉球按压止血。

2. 犬、猫的采血方法

（1）股静脉采血法

麻醉并仰卧固定动物。用摸脉法在腹股沟找到股静脉，用手指按压静脉上部，使血管怒张，将针头刺入静脉内，有回血，则缓慢抽取所需量血液。

（2）桡头静脉采血

在前肢小腿前外侧剪毛，消毒，用橡皮管勒紧压迫或用手握紧前肢肘关节以上部位，可见桡骨前侧有充盈隆起的桡骨静脉。左手握紧或稍向下拉进针部位皮肤，使针穿刺皮肤不易活动。

（3）隐静脉采血

在后肢小腿外下 1/3 处，操作方法同桡头静脉采血，在隐静脉下端，针头向尾背侧方向刺入。此静脉较桡头静脉游动性大，因此，固定要牢固。

（4）颈静脉采血

将动物保定，稍抬头颈，于颈静脉沟上 1/3 与中 1/3 交界部剪毛消毒，一手拇指按压采血部位下方颈静脉沟血管，促使颈静脉怒张，另一手执针头，与皮肤呈 45°角由下向上方刺入，血液顺器壁流入容器内，防止气泡产生。待血量达到要求后，拔下针头，用消毒棉球按压针眼，轻按止血。

3. 猪的采血方法

（1）耳缘静脉采血

站立保定，助手用力在耳根捏压静脉的近心端，手指轻弹后，用酒精棉球反复涂擦耳静脉使血管怒张。沿血管刺入，见有血液回流，缓慢抽取所需量血液或接入真空采血管。用棉球按压止血。

（2）前腔静脉采血

站立保定，保定器保定让猪头仰起，露出右腋窝，从右侧向心脏方向刺入，回抽见有回血时，即把针芯向外拉使血液流入采血针。

仰卧保定，把前肢向后方拉直。一般用装有 20 号针头的注射器采血，其穿刺部位在胸骨端与耳基部连线上胸骨端旁开 2 厘米的凹陷处，向后内方与地面 60°角刺入 2~3 厘米，当进入约 2 厘米时可一边刺入一边回抽针管内芯；刺入血管时即可见血进入针管内，采血完毕，局部消毒。

4. 兔子的采血方法

耳缘静脉采血：本法为常用的取血法之一，常作多次反复取血用。将兔放入仅露出头部及两耳的固定盒中，或由助手以手扶住。选耳静脉清晰的耳朵，将耳静脉部位刮毛消毒。用手指轻轻摩擦兔耳，使静脉扩张，当静脉扩张后，将注射器或输液针的针头顺着血流方向插入静脉，即可缓慢回抽针栓抽取血液，或用连有 5（1/2）号针头的注射器在耳缘静脉末端刺破血管待血液漏出取血，取血完毕用干棉球压迫止血。

耳中央动脉采血：将兔置于兔固定筒内，在兔耳中央有一条较粗、颜色较鲜红的中央动脉，用左手固定兔耳，右手取注射器，在中央动脉的末端，沿着动脉平行地向心方向刺入动脉，即可见动脉血进入针筒，取血完毕后注意压迫止血时间要稍长。但抽血时应注意，由于兔耳中央动脉容易发生痉挛性收缩，因此抽血前，必须先让兔耳充分充血，当动脉扩张、未发生痉挛性收缩之前立即进行抽血，如果等待时间过长，动脉经常会发生较长时间的痉挛性收缩。取血用的针头一般用 6 号针头，不要太细。针刺部位从中央动脉末端开始。不要在近耳根部取血，因耳根部软组织厚，血管位置略深，易刺透血管造成皮下出血。

心脏采血：将兔仰卧固定，在第三四肋间胸骨左缘 3 毫米处，用手触摸心脏搏动最强部位，剪毛消毒，将注射器针头由此部位垂直刺入心脏，兔子略有颤动，表明针头已穿入心脏，然后轻轻地抽取，如有回血，表明已插入心腔内，即可抽血；如无回血，可将针头退回一些，重新插入心脏内，若有回血，按压心脏，缓慢抽取血量。注意事项有：①动作宜迅速，以缩短在心脏内的留针时间和防止血液凝固；②如针头已进入心脏但抽不出血，应将针头稍微后退一点；③在胸腔内针头不应左右摆动以防止伤及心、肺，一次可取血 20~25 毫升。

后肢胫部皮下静脉采血：将兔仰卧固定于兔固定板上，或由一人将兔固定好。在胫部上端股部扎以橡皮管，采血部位剪毛消毒，则在胫部外侧浅表皮下，可清楚见到皮下静脉。用左手两指固定好静脉，右手取带有 5（1/2）号针头的注射器延皮下静脉平行方向刺入血管，轻轻回抽注射器，如有回血，表示针头已刺入血管，即可取血。一次可取 2~5 毫升。取完后必须用干纱布或干棉球压迫取血部位止血，因此处不易止血，时间要略长些。如止血不妥，可造成皮下血肿。

股静脉采血：先将股静脉暴露，采血部位剪毛消毒，在近心端扎好止血带，或指压住近心端静脉血管，注射器在止血带下方，由远心端向心方向刺入血管，徐徐抽动针栓，见有回血，即可抽血。抽血完毕后用干纱布或干棉球轻压取血部位即可。若连续多次取血，取血部位宜尽量选择远心端。

颈静脉采血：将兔固定在兔箱中，倒置使头朝下，在颈部上 1/3 的颈静脉部位剪毛消毒，采血部位剪毛消毒，暴露颈静脉，采血者未持注射器的拇指压住远心端颈静脉，使其怒张，注射器由近心端（距颈静脉分支 2~3 厘米处）向头侧端顺血管平行方向刺入，使注射针一直引深至颈静脉分支叉处，即可采血。此处血管较粗，很容易取血，取血量也较多，一次可取 10 毫升以上。取血完毕，拔出针头，用干纱布或干棉球轻轻压迫取血部位。

5. 豚鼠（或龙猫）采血法

耳缘剪口采血：将耳部消毒后，用锐器（刀或刀片）割破耳缘，在切口边缘涂抹 20%柠檬酸钠溶液，阻止凝血，则血可自切口自动流出，进入盛器。操作时，使耳充血效果较好。此法能采血 0.5 毫升左右。

心脏采血：豚鼠身体较小，可由助手握住前后肢进行采血即可。针头宜选用稍细长些的，以免发生穿刺孔出血。通常在胸骨左缘的正中肋间，触摸心跳最明显的部位剪毛消毒，将注射器针头由此部位垂直刺入心脏，然后轻轻地抽取，如有回血，表明已插入心腔内，即可抽血；如无回血，可将针头退回一些，重新插入心脏内，若有回血，缓慢抽取即可。

股动脉采血：将豚鼠仰位固定在手术台上，剪去腹股沟部的毛，麻醉后，局部常规消毒。切开长 2~3 厘米的皮肤，使股动脉暴露及分离。然后，用镊子提起股动脉，远端结扎，近端用止血钳夹住，在动脉中央剪一小孔，用无菌玻璃小导管或聚乙烯、聚四氟乙烯管插入，放开止血钳，血液经导管口流出。一次可采血10~20 毫升。

背中足静脉取血：助手固定豚鼠，将其右或左膝关节伸直提到术者面前。术者将豚鼠脚背面常规消毒，找出背中足静脉后，以左手的拇指和食指拉住豚鼠的趾端，右手拿的注射针刺入静脉。拔针后立即出血，呈半球状隆起。采血后，用干纱布或干棉球压迫止血。

6. 小白鼠采血

可以先麻醉，一般取其仰卧姿势，在其锁骨与剑突连线的中点沿胸骨左边缘进针 5 毫米左右，边刺入边抽吸，即可采血。也可进行尾静脉采血，固定动物并露出鼠尾。将尾部浸在 45℃左右的温水中数分钟，使尾部血管充盈。再将尾擦干，用锐器（刀或剪刀）割去尾尖 0.3~0.5 厘米，让血液自由滴入盛器或用血红蛋白吸管吸取，采血结束，伤口消毒并按压止血。

7. 龟的采血

健康龟最多可采血量一般是 3 毫升/千克。

颈静脉采血：颈右侧骨膜后。拉直头颈，暴露右侧颈部，按压颈根部，使血管鼓出，龟头部圆形骨膜可以帮助定位血管。消毒血管较突出处，进针颈静脉较靠近体表，如果未见血液，往后稍微退点针头，边扎边抽。抽完了棉签按压止血。

枕骨下静脉采血：背中线，胸椎腹侧。把针头折弯约 30 度。把两前肢推向两侧甲桥。陆龟爱夹住双脚挡头，把头挤进壳，直接扎针，不用拨腿。消毒头顶中线上面对着皮肤和背甲连线处进针，注意针尖朝背甲。一边慢抽一边进针。

尾静脉采血：尾巴背侧中线，脊柱和皮肤之间。拉直尾巴更好采血，缩着也可以（注意：陆龟尾巴皮肤粗糙难以彻底消毒，感染机会稍大，注意多清洁多消毒）。

肱静脉采血：肘关节的屈面。拉出前肢，触诊肘关节的肌腱，在肌腱扎针，边扎边抽（注意：此种方法不适合 1 千克以下的龟）。

心脏采血：龟腹甲朝下，腹甲胸盾和腹盾的连接线和腹中线的交点（注意：适合软壳龟或者小于 50 克的龟，心脏注射非常疼痛，必要时要镇痛，8 兆赫兹多普勒探头笔可以用来定位心脏）。

四、粪便样品的采集

（一）样品量不同，采样方法不同

采集样品量较少时，用无菌棉签拭子在动物直肠（禽鸟泄殖腔）内蘸取新鲜粪便，折断棉签，放入装有 1 毫升 PBS 保存液的 1.5 毫升离心管。

采集大量粪便时，先用酒精棉球将动物肛门周围消毒，采集人戴上无菌手套将手伸进直肠内取粪便，或者用压舌板插入直肠，轻轻下压，刺激排便，收集样品，装入自封袋内，立即送检或冷冻保藏。

环境粪便采样。在动物活动区、笼舍等地挑选新鲜的粪便，采集粪便的中间部分，鸟类的粪便应弃去白色尿酸，用无菌棉签蘸取粪便，折断棉签，放入装有 1 毫升 PBS 保存液的 1.5 毫升离心管。

（二）检验内容不同，采样方法不同

1. 用于病毒检验的样品

分离病毒的粪便必须新鲜。少量采集时，以灭菌的棉拭子从直肠深处或泄殖腔黏膜上蘸取粪便，并立即投入灭菌的试管内密封，或在试管内加入少量 pH 值为 7.4 的保护液再密封。采集较多量的粪便时，可将动物肛门周围消毒后，用器械或用戴上胶手套的手伸入直肠内取粪便，也可用压舌板插入直肠，轻轻用力下压，刺激排粪，收集粪便。将所收集的粪便装入灭菌的容器内，经密封并贴上标签，立即冷藏或冷冻送实验室。

2. 用于细菌检验的粪便样品采集

用作细菌检验的粪便，最好是在动物使用抗菌药物之前，从直肠或泄殖腔内采集新鲜粪便。采样方法与做病毒检验的方法相同。粪便样品较少时，可投入无菌缓冲盐水或肉汤试管内；较多量的粪便则可装入灭菌容器内，贴上标签后冷藏送实验室。

3. 用于寄生虫检验的粪便样品采集

粪便样品应选自新排出的粪便或直接从直肠内采得，以保持虫体或虫体节片及虫卵的固有形态，一般寄生虫检验所用粪便量较多，需采取 5~19 克新鲜粪便，大的动物一般不少于 60 克并应从粪便的内外各层采取。粪便样品以冷藏不冻结状态保存。

五、皮肤样品的采集

皮肤病或临床上有皮肤病变的疫病需要采集皮肤样品，直接用消毒剪刀在动物皮肤病变处，如结节、痂皮、水疱皮等，剪取 5 克左右，放入无菌离心管内。被检动物患有寄生虫病时，如疥螨等，在健康和有病变的交界处，用解剖刀与皮肤垂直轻轻刮取皮屑，直到皮肤有血为止，用锡纸接取皮屑，折叠包裹，及时送检或置于 0~4℃冰箱保存。

六、生殖道样品的采集

（一）生殖道样品的种类

动物流产排出的胎儿、死胎、胎盘、阴道分泌物、阴道冲洗液、阴茎包皮冲洗液、精液、受精卵等都属于生殖道样品。

（二）动物流产排出的胎儿、死胎、胎盘样品的采集

动物流产排出的胎儿、死胎、胎盘，可将整个组织用无菌油布或油纸包裹扎紧；也可用无菌剪刀在组织样上剪取有明显病变的部位，可视病变情况多点采样，将采集的样品密封、包装、贴签、送检或冷藏保存。

（三）阴道或阴茎包皮分泌物样品的采集

阴道或阴茎包皮分泌物，可用无菌棉签拭子采样。采集人员戴无菌手套，将无菌棉签拭子深入阴道或阴茎包皮内取样，剪断棉签，放入装有 1 毫升 PBS 保存液的 1.5 毫升离心管。

七、脓汁样品的采集

在未使用药物治疗之前，采集脓汁样品做病原检测。已破口的脓灶，可用无菌棉签拭子蘸取，剪断棉签，放入装有 1 毫升 PBS 保存液的 1.5 毫升离心管；未破口的脓灶，用无菌注射器扎入脓灶，抽取脓液，将脓液轻轻推入无菌离心管。标记、及时送检或冷藏保存。

八、尿液、关节积液及腹腔积液的采集

（一）尿液样品的采集

早晨采集尿液样品会使检测结果更加准确。

早晨对动物进行观察，当动物排尿时，用无菌容器接取。

制作一个固定在雌性动物外阴部、雄性动物阴茎下的专用器具，动物排尿时，自动排到器具中，自然接尿。

如果实验对尿液的要求较高，可以对动物进行插尿管导尿，但这种方法对采集人的技术要求较高。

对尿液要求较高的实验，采集尿液也可以进行膀胱穿刺，但这种方法也对采集人要求较高。

（二）关节积液的采集

如果被检动物关节肿大，轻触有波动感，明显感觉有液体，就需要采集动物关节腔内的积液。首先对关节处进行消毒，用无菌注射器刺入关节腔内直接抽取积液。

（三）腹腔积液的采集

首先找到腹腔的位置，确认抽取点。以犬为例，选择腹壁最低点，将此处毛发剪掉，用碘伏棉球擦拭，再用酒精棉球擦拭，消毒处理后，采样人用一手拇指食指捏起腹壁，另一手持注射器垂直刺入 2~3 厘米，抽取积液，若不能顺利抽取，调整针头方向，直至抽出积液。

为了保护人类和宠物的健康，必须对可能携带或患有人兽共患病的动物定期进行疫病监测。首先就要采集样品，这决定着检测结果的准确性，本章节对样品采集的方法进行了详细介绍，不同样品类型有不同的方法和要求，了解这些有助于正确快速地完成样品采集，同时保证样品的质量，这也是获得准确结果的前提，为疫病防控奠定了基础。

第三节　样品的记录、保存、包装和运输

宠物疫病的检测与诊断依赖于病料样品，实验室监测结果的准确性、有效性，是否能够反映出疫病的真实情况，都与检测样品的记录、保存、包装与运输有重要关系。规范化的样品记录、保存、包装与运输是宠物疫病诊断和检测至关重要的一环。病料样品的种类繁多，不同样品应有不同的记录、保存包装与运输方法。本章简单叙述了常见样品的记录、保存、包装与运输方法及注意事项。

一、样品的记录

每份样品必须贴上标签，详细登记，包括时间、地点、名称、送检编号。送往实验室的样品应有一式两份的送检单，一份随样品送实验室，另一份备案。样品记录内容包括：动物主人、动物种类、发病日期及分布、临床症状、治疗用药、饲料种类、送检清单及说明、进行何种检验、送检人、地址及联系方式、送检日期等。

二、样品的保存

（一）常用保存剂

1. 病毒样品
一般用灭菌的 50% 甘油缓冲盐水或鸡蛋清生理盐水。

2. 细菌样品

一般用灭菌的液体石蜡，或用 30% 甘油缓冲盐水，或用饱和氯化钠溶液。

3. 血清学检测样品

固体材料（小块肠、耳、脾、肝、肾及皮肤等）可用硼酸或食盐处理。液体材料如血清等可在每毫升中加入 3%~5% 石炭酸溶液 1~2 滴。

4. 病理组织样品

用 10% 福尔马林溶液和 95% 乙醇等。

（二）样品保存方法

采集的样品在无法于 12 小时内送检的情况下，根据不同的检验要求，应将样品按所需的温度分类保存于不同的冰箱、冰柜中。

血清于 -20℃ 保存，全血置于 4℃ 冰箱保存。

供细菌检验的样品，灭菌后置于 30%~50% 的甘油生理盐水保存。

供病毒检验的样品应在 0℃ 以下低温保存，或灭菌后置于 30%~50% 的甘油生理盐水保存。

采集的样品应立即送检，无法达到检测要求的样品应做无害化处理，按照《病死及病害动物无害化处理技术规范》《病原微生物实验室生物安全管理条例》和《兽医实验室生物安全技术管理规范》执行。

三、样品的包装

液体样品（如黏液、渗出液、尿及胆汁等）最好收集在灭菌玻璃管中，管口用火焰封闭，封闭时注意勿使管内样品受热。将封闭的玻璃管用棉花纸包裹，装入较大的试管中，再装盒运送。

用棉签蘸取的鼻液及脓汁等物，可置于灭菌试管内，剪除多余的棉签，严密加塞，用蜜蜡封住管口，再装盒运送。

装盛组织或脏器的玻璃容器，包装时力求细致而结实，最好用双重容器或者广口保温瓶。将盛材料的器皿和塞，用蜡封口后，置于内容器中，内容器中需填充棉花或废纸。气候温暖时需要加冰块，但避免样品与冰块直接接触，以免冻结。外容器内垫以废纸、木屑、石灰粉等，装入内容器后封好，外容器上需注明上下方向，最好以箭头注明，并写明"病理材料""小心玻璃"等标记。当怀疑为危险传染病（炭疽、口蹄疫等）的样品时，应将盛样品的器皿置于金属匣内，将样品匣焊封加印后装入木盒运送。

样品装于容器内送到检验部门的时间应越快越好。运送途中应避免样品接触高温及日光，以免样品腐败或者病原微生物死亡。

四、样品的运输

所采集的样品以最快、最直接的方式送到实验室。以4℃冷链运输，24小时内送达最佳。

要避免样品泄漏，血清需分离后用灭菌离心管盖好送样，样品用广口瓶密封送样。加垫缓冲材料防止破裂。

制成的涂片、触片、玻片应注明号码，并另附说明。玻片两端用细木条分隔开，层层叠加，底层和最上层涂面向内，用细线包扎好，在保证不被压碎的条件下运送。

用记号笔在样品旁做好编号，同时做好送检样品登记。

第四章

疫苗免疫接种技术

疫苗的发明和应用在人类历史上具有里程碑意义。从某种意义上来说，人类繁衍生息的历史就是不断与疫病作斗争的历史，控制传染性疫病最有效的手段是预防，而接种疫苗又是最有效的预防措施。通过疫苗接种，人类已经消灭了天花，有效控制了脊髓灰质炎、麻疹等十余种主要传染病。动物免疫接种是给动物接种疫苗或免疫血清，使动物机体自身产生或被动获得对某一病原微生物特异性抵抗力的一种手段。通过免疫接种，使动物产生或获得特异性抵抗力，预防疫病的发生，保护人兽健康。

第一节　疫苗基础知识

一、疫苗的概念

由病原微生物、寄生虫及其组分或代谢产物所制成的、用于人工自动免疫的生物制品，称为疫苗。给动物接种疫苗，刺激机体免疫系统发生免疫应答，产生抵抗特定病原微生物（或寄生虫）感染的免疫力，从而预防疫病的发生。

二、疫苗种类与特点

由细菌、病毒、立克次氏体、螺旋体、支原体等完整微生物制成的疫苗，称为常规疫苗。常规疫苗按其病原微生物性质分为活疫苗、灭活疫苗、类毒素。

利用分子生物学、生物工程学、免疫化学等技术研制的疫苗，称为新型疫苗，主要有亚单位疫苗、基因工程疫苗、合成肽疫苗、核酸疫苗等。

（一）活疫苗

活疫苗是指用通过人工诱变获得的弱毒株，或者是自然减弱的天然弱毒株（但仍保持良好的免疫原性），或者是异源弱毒株所制成的疫苗。例如犬的六联即犬瘟热、犬细小病毒、犬传染性肝炎、犬副流感病毒、犬钩端螺旋体（包括犬型、黄疸出血型两种），以及布鲁氏菌病、禽类的新城疫弱毒疫苗等活疫苗。

1. 活疫苗的优点

免疫效果好。接种活疫苗后，活疫苗在一定时间内，在动物机体内有一定的生长繁殖能力，机体犹如发生一次轻微的感染，所以活疫苗用量较少，而机体所获得的免疫力比较坚强而持久。

接种途径多。可通过滴鼻、点眼、饮水、口服、气雾、注射等途径，刺激机体产生细胞免疫、体液免疫和局部黏膜免疫。

2. 活疫苗的缺点

可能出现毒力返强。一般来说，活疫苗弱毒株的遗传性状比较稳定，但由于反复接种传代，可能出现病毒返祖现象，造成毒力增强。

贮存、运输要求条件较高。一般冷冻干燥活疫苗，需-15℃以下贮藏、运输，因此必须具有低温贮藏、运输设施，进行贮藏、运输，才能保证疫苗质量。

免疫效果受免疫动物用药状况影响。活疫苗接种后，疫苗菌毒株在机体内有效增殖，才能刺激机体产生免疫保护力，如果免疫动物在此期间用药，就会影响免疫效果。

（二）灭活疫苗

灭活疫苗是选用免疫原性良好的细菌、病毒等病原微生物经人工培养后，用物理或化学方法将其杀死（灭活），使其传染因子被破坏而仍保留其免疫原性所制成的疫苗。灭活疫苗根据所用佐剂不同又可分为氢氧化铝佐剂、油乳佐剂、蜂胶佐剂等灭活疫苗。

1. 灭活疫苗的优点

安全性能好，一般不存在散毒和毒力返祖的危险。

一般只需在 2~8℃贮藏和运输条件，易于贮藏和运输。

受母源抗体干扰小。

2. 灭活疫苗的缺点

接种途径少。主要通过皮下或肌内注射进行免疫。

产生免疫保护所需时间长。由于灭活疫苗在动物体内不能繁殖，因而接种剂量较大，产生免疫力较慢，通常需 2~3 周才能产生免疫力，故不适于用作紧急预防免疫。

疫苗吸收慢，注射部位易形成结节。经济动物影响肉的品质。

（三）类毒素

将细菌在生长繁殖中产生的外毒素，用适当浓度（0.3%~0.4%）的甲醛溶液处理后，其毒性消失而仍保留其免疫原性，称为类毒素。类毒素经过盐析并加入适量的磷酸铝或氢氧化铝等，即为吸附精制类毒素，注入动物机体后吸收较慢，可较久地刺激机体产生高滴度抗体以增强免疫效果。如破伤风类毒素，注射一次，免疫期 1 年，第二年再注射一次，免疫期可达 4 年。

（四）新型疫苗

1. 亚单位疫苗

亚单位疫苗是指病原体经物理或化学方法处理，除去其无效的毒性物质，提取其有效抗原部分制备的一类疫苗。病原体的免疫原性结构成分包含多数细菌的荚膜和鞭毛、多数病毒的囊膜和衣壳蛋白，以及有些寄生虫虫体的分泌和代谢产物，经提取纯化，或根据这些有效免疫成分分子组成，通过化学合成制成不同的亚单位疫苗。该类疫苗具有明显的生物化学特性、免疫活性和无遗传性的物质。人工合成物纯度高，使用安全。如流感血凝素疫苗、肺炎球菌囊膜多价多糖疫苗等。

2. 基因工程亚单位疫苗

基因工程亚单位疫苗是将病原体免疫保护基因克隆于原核或真核表达系统，实现体外高效表达，获得重组免疫保护蛋白所制造的一类疫苗，其关键是重组表达蛋白应颗粒化。如人乙肝重组蛋白疫苗等。

3. 基因缺失疫苗

基因缺失疫苗是指通过基因工程技术，将病原微生物致病性基因进行修饰、突变或缺失，从而获得弱毒株。由于这种基因变化，一般不是点突变，故其毒力更为稳定，反突变机率更小，如猪伪狂犬病基因缺失疫苗。

4. 基因工程活载体疫苗

基因工程活载体疫苗是指用基因工程技术将致病性微生物的免疫保护基因插入载体病毒或细菌的非必需区，构建成重组病毒（或细菌），经培养后制备的疫苗。该类疫苗不仅具有活疫苗和死疫苗的优点，而且对载体病毒或细菌以及插入基因相关病原体的侵染均有保护力。同时，一个载体可表达多个免疫基因，可获得多价或多联疫苗。目前，常用的载体病毒或细菌有痘病毒、腺病毒、大肠杆菌等。

5. 合成肽疫苗

合成肽疫苗是一种仅含免疫决定簇组分的小肽，即用人工方法按天然蛋白质的氨基酸顺序合成保护性短肽，与载体连接后加佐剂所制成的疫苗，是最为理想的安全新型疫苗，也是目前研制预防和控制感染性疫病和恶性肿瘤的新型疫苗的主要方向之一。

6. 基因疫苗

基因疫苗又称 DNA 疫苗或核酸疫苗，是将某种编码抗原蛋白的基因置于真核表达元件的控制之下，构成重组表达质粒 DNA，将其直接导入动物体内，通过宿主细胞的转录翻译系统合成抗原蛋白，从而诱导宿主产生对该抗原蛋白的免疫应答，以达到预防和治疗疫病的目的。该类疫苗具有所有类型疫苗的优点，有很大应用前景。

三、疫苗的有效期、失效期、批准文号

(一) 有效期

疫苗的有效期是指在规定的贮藏条件下能够保持质量的期限。

疫苗的有效期按年月顺序标注。①年份：四位数；②月份：两位数；③计算：从疫苗的生产日期（生产批号）算起。

如某批疫苗的生产批号是 20060731，有效期 2 年，即该批疫苗的有效期到 2008 年 7 月 31 日止。如具体标明有效期到 2008 年 6 月，表示该批疫苗在 2008 年 6 月 30 日之前有效。

(二) 失效期

疫苗的失效期是指疫苗超过安全有效范围的日期。如标明失

效期为 2007 年 7 月 1 日，表示该批疫苗可使用到 2007 年 6 月 30 日，即 7 月 1 日起失效。

疫苗的有效期和失效期虽然在表示方法上有些不同，计算上有差别，但任何疫苗超过有效期或达到失效期者，均不能再销售和使用。

（三）疫苗的批准文号

疫苗批准文号的编制格式为：疫苗类别名称+年号+企业所在地省份（自治区、直辖市）序号+企业序号+疫苗品种编号。

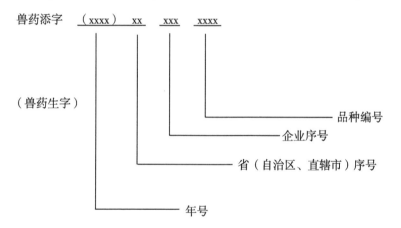

四、疫苗的贮藏与运输

（一）疫苗的贮藏

1. 阅读疫苗的使用说明书
掌握疫苗的贮藏要求，严格按照疫苗说明书规定的要求贮藏。
2. 选择贮藏条件
（1）选择贮藏设备
根据不同疫苗品种的贮藏要求，设置相应的贮藏设备，如低温冰柜、电冰箱、液氮罐、冷藏柜等。

（2）设置贮藏温度

不同的疫苗要求不同的贮藏温度。

冻干活疫苗：一般要求在-15℃条件下贮藏，温度越低，保存时间越长，如猪瘟活疫苗、鸡新城疫活疫苗等。

灭活疫苗：一般要求在2~8℃条件下贮藏，不能低于0℃，更不能冻结，如口蹄疫灭活疫苗、禽流感灭活疫苗等。

细胞结合型疫苗：如马立克氏病血清Ⅰ、Ⅱ型疫苗等必须在液氮中（-196℃）贮藏。

（3）避光，防止潮湿

所有疫苗都应贮藏于冷暗、干燥处，避免光照直射和防止受潮。

3. 分类存放

按疫苗的品种和有效期分类存放，并标以明显标志，以免混乱而造成差错。超过有效期的疫苗，必须及时清除并销毁。

4. 建立疫苗管理台账

详细记录出入疫苗品种、批准文号、生产批号、规格、生产厂家、有效日期、数量等。应根据说明书要求存放在相应的设备中。

5. 疫苗贮藏的注意事项

按规定的温度贮藏。

在贮藏过程中，应保证疫苗的内、外包装完整无损。防止内、外包装破损，以致无法辨认其名称、有效期等。

（二）疫苗的运输

1. 包装

运输疫苗时，要妥善包装，防止运输过程中发生损坏。

2. 保温

（1）冻干活疫苗

应冷藏运输。如果量小，可将疫苗装入保温瓶或保温箱内，再放入适量冰块进行包装运输；如果量大，应用冷藏运输车运输。

（2）灭活疫苗

宜在 2~8℃的温度下运输。夏季运输，要采取降温措施。冬季运输，采取防冻措施，避免冻结。

（3）细胞结合型疫苗

例如，鸡马立克氏病血清Ⅰ、Ⅱ型疫苗必须用液氮罐冷冻运输。运输过程中，要随时检查温度，尽快运达目的地。

3. 疫苗运输的注意事项

应严格按照疫苗贮藏温度要求进行运输；尽快运输；所有运输过程中，必须避免日光暴晒。

第二节　免疫接种技术

一、免疫的技术要求

免疫接种前根据不同的接种方法，准备所需要的接种器械、药品及防护用品等，对接种器械进行消毒。在接种前需要对疫苗及接种动物健康状况进行检查，防止因疫苗问题或动物健康状况不能正常接种。

（一）物品准备

1. 器械

接种器械：注射器、针头、镊子；刺种针；点眼（滴鼻）滴管；饮水器、玻璃棒、量筒、容量瓶；喷雾器等。

消毒器械：剪毛剪、镊子、煮沸消毒器等。

保定动物器械：略。

其他：疫苗冷藏箱、体温计、听诊器等。

2. 个人防护用品

毛巾、防护服、工作帽、口罩等。

3. 药品

75%乙醇、5%碘酊等。

4. 其他物品

免疫接种登记表、免疫证、脱脂棉、纱布、冰块、急救药品（用品）等。

(二) 消毒器械

将注射器、刺种针等接种用具先用清水冲洗干净，然后用纱布包好。将包好的器械高压灭菌或煮沸消毒，待冷却后放入灭菌器皿中备用。煮沸消毒的器械当日使用，超过保存期或打开后，需重新消毒方能使用。

(三) 检查待接种动物健康状况

为了保证免疫接种动物安全及接种效果，接种前应了解被接种动物的健康状况。接种前检查动物是否发病、是否瘦弱、是否在孕期等情况，对存在这些情况的动物不接种或暂缓接种。

(四) 检查疫苗

凡发现疫苗瓶破损、瓶盖或瓶塞密封不严或松动、无标签或标签不完整（包括疫苗名称、批准文号、生产批号、出厂日期、有效期、生产厂家等）、超过有效期、色泽改变、发生沉淀、破乳或超过规定量的分层、有异物、有霉变、有摇不散的凝块、有异味、无真空等，一律不得使用。详细阅读疫苗使用说明书，了解疫苗的用途、用法、用量和注意事项等。

（五）预温与稀释疫苗

疫苗使用前从贮藏容器中取出疫苗，置于室温（15~25℃），平衡疫苗温度，使用时应充分混匀。按疫苗使用说明书注明的头（只）份，用规定的稀释液，按规定的稀释倍数和稀释方法稀释疫苗。无特殊规定可用注射用水或生理盐水，有特殊规定应用规定的专用稀释液稀释疫苗。

二、宠物免疫接种方法

常用的免疫接种方法有皮下注射、皮内注射、肌内注射，饮水免疫、点眼、滴鼻法、气雾免疫及静脉注射等。犬、猫常用的免疫接种方法是皮下注射和肌内注射。

（一）皮下注射

犬、猫等的皮下结缔组织疏松，很容易储存大量的药物，但消毒不良会引发感染，针头会刺破血管或淋巴管而导致血肿或淋巴外渗的发生。皮下注射较适合的部位是肩至腰的背部，由于颈部的皮肤厚，且发生上述事故时处置困难，因此一般不选择颈背部注射。皮下注射时先用乙醇局部消毒，然后用左手拇指和食指捏起皮肤，右手持针垂直于皮肤进行注射。注射后轻轻按摩，这样有利于药液的扩散和吸收，皮下注射要求药液等渗、无刺激性。

（二）肌内注射

由于动物肌肉间结合比较紧密，大量注射药物会引起损伤，因此肌内注射适合小剂量投药。颈部肌肉存在腱鞘且并发症多，因此肌内注射一般不选择颈部。在膝腱附着部的肌肉部位注射易引起神经的损伤，从而导致疼痛和跛行不能再注射药物，因此也不宜在该部位注射。肌肉皮肤常规消毒后，垂直进针，注射前回抽针筒内芯，确定无回血后进行注射。

三、建立免疫档案

对宠物的免疫接种情况登记造册，填写免疫登记表，建立免疫档案。免疫登记表包括编号、宠物主姓名、地址、宠物物种、疫苗种类、疫苗接种时间、下次接种时间、疫苗厂家、生产批号和防疫员签字等。

四、免疫程序

免疫程序是指某一特定种群需要预防，针对传染病接种疫苗的种类、时间、次数、间隔、剂量等及有关要求所作的具体要求。制定合理的免疫程序是正确使用疫苗来防控疫病的关键环节，制定免疫程序时要综合考虑当地传染病控制规划、疫病负担、疫苗特性、传染病流行特征等。动物的免疫程序一般是推荐程序，不同生产厂家推荐的疫苗免疫程序存在差异，可根据推荐程序免疫。下文以犬、猫免疫程序为例。

（一）犬免疫程序

1. 首次免疫

第一针：幼犬出生 8 周龄时注苗，一般注射犬四联苗、六联苗或八联苗。

第二针：一般间隔 3 周时注苗，注射犬四联疫苗或六联疫苗或八联疫苗。

第三针：一般间隔 3 周时注苗，六联疫苗或八联疫苗，同时注射狂犬疫苗。

2. 年度免疫

首度免疫成功后，每年注射一次。六联疫苗或八联疫苗，同时注射狂犬疫苗。

(二) 猫免疫程序

1. 首度免疫

第一针：幼猫出生 12 周龄时注苗，注射猫三联苗。

第二针：一般间隔 3~4 周时注苗，注射猫三联苗，同时注射狂犬疫苗。

2. 年度免疫

首度免疫成功后，每年注射一次。注射猫三联疫苗，同时注射狂犬疫苗。

第三节　免疫反应的处置

一、观察免疫接种后动物的反应

免疫接种后，在免疫反应时间内，要观察免疫动物的饮食、精神状况等，并抽查检测体温，对有异常表现的动物应予登记，严重时应及时救治。

(一) 正常反应

正常反应是指疫苗注射后出现的短时间精神沉郁或食欲减退等症状，此类反应一般可不做任何处理，可自行消退。

（二）严重反应

严重反应主要表现在反应程度较严重或反应动物超过正常反应的比例。常见的反应有震颤、流涎、流产、瘙痒、皮肤丘疹、注射部位出现肿块、糜烂等，最为严重的可引起免疫动物的急性死亡。

（三）合并症

合并症是指个别动物发生的综合症状，反应比较严重，需要及时救治。

1. 血清病

抗原抗体复合物产生的一种超敏反应，多发生于一次大剂量注射动物血清制品后，注射部位出现红肿、体温升高、荨麻疹、关节痛等，须精心护理和注射肾上腺素等。

2. 过敏性休克

个别动物于注射疫苗后 30 分钟内出现不安、呼吸困难、四肢发冷、出汗、大小便失禁等，须立即救治。

3. 全身感染

全身感染是指活疫苗接种后因机体防御机能较差或遭到破坏时发生的全身感染和诱发潜伏感染，或因免疫器具消毒不彻底致使注射部位或全身感染。

4. 变态反应

多为荨麻疹。

二、处理动物免疫接种后的不良反应

免疫接种后如产生严重不良反应，应采用抗休克、抗过敏、抗炎症、抗感染、强心补液、镇静解痉等急救措施。

对局部出现的炎症反应，应采用消炎、消肿、止痒等处理措施；对神经、肌肉、血管损伤的病例，应采用理疗、药疗和手术等处理方法。

对合并感染的病例用抗生素治疗。

三、不良免疫反应的预防

为减少、避免动物在免疫过程中出现不良反应，应注意以下事项。

保持动物舍温度、湿度、光照适宜，通风良好；做好日常消毒工作。

制定科学的免疫程序，选用适宜的毒力或毒株的疫苗。

应严格按照疫苗的使用说明进行免疫接种，注射部位要准确，接种操作方法要规范，接种剂量要适当。

免疫接种前对动物进行健康检查，掌握动物健康状况。凡发病的，精神、食欲、体温不正常的，体质瘦弱的、幼小的、年老的、怀孕后期的动物均应不予接种或暂缓接种。

对疫苗的质量、保存条件、保存期均要认真检查，必要时先做小群动物接种实验，然后再大群免疫。

免疫接种前，避免动物受到寒冷、转群、运输、脱水、突然换料、噪声、惊吓等应激反应。可在免疫前后 3~5 天，饮水中添加速溶多维，或维生素 C、维生素 E 等以降低应激反应。

免疫前后给动物提供营养丰富、均衡的优质饲料，提高机体非特异免疫力。

第五章

消　毒

消毒是指用物理的、化学的或生物的方法清除或杀灭畜禽体表及其生活环境和相关物品中的病原微生物的过程。消毒的目的是切断传播途径，预防和控制传染病发生与传播。

第一节　常用的消毒方法

一、物理消毒

物理消毒法是利用物理因素杀灭或清除病原微生物或其他有害微生物的方法，用于消毒灭菌的物理因素有高温、紫外线、电离辐射、超声波、过滤等。常用的物理消毒方法有机械消毒、煮沸消毒、焚烧消毒、火焰消毒、阳光/紫外线消毒等。

（一）机械消毒

机械消毒是指用清扫、洗刷、通风和过滤等手段机械清除病原体的方法，是较普通、较常用的消毒方法。它不能杀灭病原体，必须配合其他消毒方法同时使用，才能取得良好的消毒效果。

1. 操作步骤

器具与防护用品准备，包括扫帚、铁锹、污物筒、喷壶、水管或喷雾器等，高筒靴、工作服、口罩、橡皮手套、毛巾、肥皂等。

穿戴防护用品。

清扫：用清扫工具清除畜禽舍、场地、环境、道路等的粪便、垫料、剩余饲料、尘土、各种废弃物等污物。清扫前喷洒清水或消毒液，避免病原微生物随尘土飞扬。应按顺序清扫棚顶、墙壁、地面，先畜舍内，后畜舍外。清扫要全面彻底，不留死角。

洗刷：用清水或消毒溶液对地面、墙壁、饲槽、水槽、用具或动物体表等进行洗刷，或用高压水龙头冲洗，随着污物的清除，也清除了大量的病原微生物。冲洗要全面彻底。

通风：一般采取开启门窗、天窗，启动排风换气扇等方法进行通风。通风可排出畜舍内污秽的气体和水汽，在短时间内使舍内空气清洁、新鲜，减少空气中病原体数量，对预防那些经空气传播的传染病有一定的意义。

过滤：在动物舍的门窗、通风口处安置粉尘、微生物过滤网，阻止粉尘、病原微生物进入动物舍内，防止动物感染疫病。

2. 注意事项

清扫、冲洗畜舍应先上后下（棚顶、墙壁、地面），先内后外（先畜舍内，后畜舍外）。清扫时，为避免病原微生物随尘土飞扬，可采用湿式清扫法，即在清扫前先对清扫对象喷洒清水或消毒液，再进行清扫。

清扫出来的污物，为避免具有抵抗力的病原微生物存在，需进行堆积发酵、掩埋、焚烧或用其他方法进行无害化处理。

圈舍应当纵向或正压、过滤通风，避免圈舍排出的污秽气体、尘埃危害相邻的圈舍。

（二）煮沸消毒

大部分芽孢病原微生物在100℃的沸水中迅速死亡。各种金属、木质、玻璃用具、衣物等都可以进行煮沸消毒。蒸汽消毒与煮沸消毒的效果相似。

(三）焚烧消毒

焚烧是以直接点燃或在焚烧炉内焚烧的方法。它主要被用于传染病流行区的病死动物、尸体、垫料、污染物品等的消毒处理。

(四）火焰消毒

火焰消毒是以火焰直接烧灼杀死病原微生物的方法。它能很快杀死所有病原微生物，是一种消毒效果非常好的消毒方法。

1. 操作步骤

器械与防护用品准备：火焰喷灯、火焰消毒机等。工作服、口罩、帽子、手套等。

穿戴防护用品。

清扫（洗）消毒对象：清扫畜舍水泥地面、金属栏和笼具等上面的污物。

准备消毒用具：仔细检查火焰喷灯或火焰消毒机，添加燃油。

消毒：按一定顺序，用火焰喷灯或火焰消毒机进行火焰消毒。

2. 注意事项

对金属栏和笼具等金属物品进行火焰消毒时不要喷烧过久，以免将被消毒物品烧坏。

消毒时要按顺序进行，以免发生遗漏。

火焰消毒时注意防火。

(五）阳光/紫外线消毒

阳光是天然的消毒剂，一般病毒和非芽孢性病原菌在直射的阳光下几分钟至几小时可以被杀死，阳光对于牧场、草地、畜栏、用具和物品等的消毒具有很大的实际意义，应充分利用；紫外线对革兰氏阴性菌、病毒效果较好，革兰氏阳性菌次之，对细菌芽孢无效。常用于实验室消毒。

二、化学消毒

化学消毒是指应用各种化学药物抑制或杀灭病原微生物的方法。是最常用的消毒法，也是消毒工作的主要内容。常用化学消毒方法有刷洗、浸泡、喷洒、熏蒸、拌和、撒布、擦拭等。

（一）刷洗

用刷子蘸取消毒液进行刷洗，常用于饲槽、饮水槽等设备和用具的消毒。

（二）浸泡

将需消毒的物品浸泡在一定浓度的消毒药液中，浸泡一定时间后再拿出来。如将食槽、饮水器等各种器具浸泡在0.5%～1%新洁尔灭中消毒。

（三）喷洒

喷洒消毒是指将消毒药配制成一定浓度的溶液（消毒液必须充分溶解并进行过滤，以免药液中不溶性颗粒堵塞喷头，影响喷洒消毒），用喷雾器或喷壶对需要消毒的对象（畜舍、墙面、地面、道路等）进行喷洒消毒。喷洒消毒的步骤如下。

第一步：根据消毒对象和消毒目的，配制消毒药。

第二步：清扫消毒对象。

第三步：检查喷雾器或喷壶。喷雾器使用前，应先对喷雾器各部位进行仔细检查，尤其应注意橡胶垫圈是否完好、严密，喷头有无堵塞等。喷洒前，先用清水试喷一下，证明一切正常后，将清水倒干，然后再加入配制好的消毒药液。

第四步：添加消毒药液，进行舍内喷洒消毒。打气加压，当感觉有一定压力时，即可握住喷管，按下开关，边走边喷，还要一边打气加压，一边均匀喷雾。一般以"先里后外、先上后下"的顺序喷洒为宜，即先对动物舍的最里面、最上面（顶棚或天花板）喷洒，然后再对墙壁、设备和地面仔细喷洒，边喷边退；从里到外逐渐退至门口。

第五步：喷洒消毒用药量应视消毒对象结构和性质适当掌握。水泥地面、顶棚、砖混墙壁等，每平方米用药量控制在 800 毫升左右；土地面、土墙或砖土结构等，每平方米用药量 1 000~1 200 毫升；舍内设备每平方米用药量为 200~400 毫升。

第六步：当喷雾结束时，倒出剩余消毒液再用清水冲洗干净，防止消毒剂对喷雾器的腐蚀，冲洗水要倒在废水池内。把喷雾器冲洗干净后内外擦干，保存于通风干燥处。

（四）擦拭

擦拭是指用布块或毛刷浸蘸消毒液，在物体表面或动物（如马匹动物、公园的羊驼等）、人员体表擦拭消毒。如用 0.1% 的新洁尔灭洗手，用布块浸蘸消毒液擦洗母畜乳房；用布块蘸消毒液擦拭门窗、设备、用具和栏、笼等；用脱脂棉球浸湿消毒药液在犬猫、鸽鸟体表皮肤、黏膜、伤口等处进行涂擦；用碘酊、酒精棉球涂擦消毒术部等，也可用消毒药膏剂涂布在动物体表进行消毒。

三、生物消毒

生物消毒是利用动物、植物、微生物及其代谢产物杀灭或去除外环境中的病原微生物，主要用于土壤、水和动物体表面消毒处理。目前常用的是生物热消毒法。

生物热消毒法是利用微生物发酵产热以达到消毒目的的一种消毒方法，常用的有发酵池法、堆粪法等，常用于粪便、垫料等的消毒。

第二节 消毒液的配制

一、常用的消毒药品及其使用

（一）含氯消毒剂

无机氯如漂白粉、次氯酸钠、次氯酸钙等，有机氯如二氯异氰尿酸钠、三氯异氰尿酸、氯胺等。

1. 漂白粉

（1）用途

主要用于圈舍、饲槽、用具、车辆的消毒。

（2）使用浓度

一般使用浓度为5%~20%混悬液喷洒，有时可撒布其干燥粉末。饮水消毒每升水中加入0.3~1.5克漂白粉，可起杀菌除臭作用。

（3）注意事项

漂白粉现用现配，长时间存放有效氯的含量会逐渐降低。

不能用于有色棉织品和金属用具的消毒。

不可与易燃、易爆物品放在一起，应密闭保存于阴凉干燥处。

漂白粉有轻微毒性，使用高浓度溶液时应注意人畜安全。

2. 二氯异氰尿酸钠

二氯异氰尿酸钠是一种广谱消毒剂，对细菌繁殖体、病毒、真菌孢子和细菌芽孢都有较强的杀灭作用。

（二）醇类消毒剂

（1）用途

常用于皮肤、针头、体温计等消毒，用作溶媒时，可增强某些非挥发性消毒剂的杀微生物作用。

（2）使用浓度

70%乙醇可杀灭细菌繁殖体，80%乙醇可降低肝炎病毒的传染性。

（3）注意事项

本品易燃，不可接近火源。

（三）过氧化物类

有过氧化氢、环氧乙烷、过氧乙酸、二氧化氯、臭氧等，其理化性质不稳定，但消毒后不留残毒是其优点。

1. 环氧乙烷

（1）用途

常用于大宗皮毛的熏蒸消毒。

（2）使用浓度

常用消毒浓度为 $400 \sim 800$ 毫克/米^3。

（3）注意事项

环氧乙烷易燃、易爆，对人有一定的毒性，一定要小心使用。气温低于15℃时，环氧乙烷不起作用。

2. 过氧乙酸

（1）用途

除金属制品外，可用于消毒各种产品。

（2）使用浓度

0.5%水溶液喷洒消毒畜舍、饲槽、车辆等；0.04%～0.2%水溶液用于塑料、玻璃、搪瓷和橡胶制品的短时间浸泡消毒；5%水溶液，以2.5毫升/米³喷雾消毒密闭的实验室、无菌间、仓库等。

（3）注意事项

市售成品40%的水溶液性质不稳定，须避光保存在低温。现用现配。

（四）双胍类化合物

如洗必泰，0.05%～0.1%可用作口腔、伤口防腐剂；0.5%洗必泰乙醇溶液可增强其杀菌效果，用于皮肤消毒；0.1%～4%洗必泰溶液可用于洗手消毒。

（五）含碘消毒剂

（1）用途

常用于皮肤消毒。

（2）使用浓度

2%的碘酊、0.2%～0.5%的碘伏常用于皮肤消毒；0.05%～0.1%的碘伏用于伤口、口腔消毒；0.02%～0.05%的碘伏用于阴道冲洗消毒。

（六）高锰酸钾

（1）用途

常用于伤口和体表消毒。

（2）使用浓度

为强氧化剂，0.01%～0.02%溶液可用于冲洗伤口。

二、消毒液的配制方法

（一）操作步骤

1. 器械与防护用品准备

（1）量器的准备

量筒、台秤、药勺、盛药容器（最好是搪瓷或塑料耐腐蚀制品）、温度计等。

（2）防护用品的准备

工作服、口罩、护目镜、橡皮手套、胶靴、毛巾、肥皂等。

（3）消毒药品的选择

依据消毒对象表面的性质和病原微生物的抵抗力，选择高效、低毒、使用方便、价格低廉的消毒药品。依据消毒对象面积（如场地、动物舍内地面、墙壁的面积和空间大小等）计算消毒药用量。

2. 配制方法

（1）75%乙醇溶液的配制

用量器称取95%医用乙醇789.5毫升，加蒸馏水（或纯净水）稀释至1 000毫升，即为75%乙醇，配制完成后密闭保存。

（2）0.1%高锰酸钾的配制

称取1克高锰酸钾，装入量器内，加水1 000毫升，使其充分溶解即得。

（3）2%碘酊的配制

称取碘化钾15克，装入量器内，加蒸馏水20毫升溶解后，再加碘片20克和乙醇500毫升，搅拌使其充分溶解，再加入蒸馏水至1 000毫升，搅匀，滤过，即得。

（4）碘甘油的配制

称取碘化钾 10 克，加入 10 毫升蒸馏水溶解后，再加碘 10 克，搅拌使其充分溶解后，加入甘油至 1 000 毫升，搅匀，即得。

（二）注意事项

选用适宜大小的量器，取少量液体避免用大的量器，以免造成误差。

配制消毒药品的容器必须刷洗干净，以防止残留物质与消毒药发生理化反应，影响消毒效果。

消毒药应现配现用。配制好的消毒液放置时间过长，大多数效力会降低或完全失效。

做好个人防护，配制消毒液时应戴橡胶手套、穿工作服，严禁用手直接接触，以免灼伤。

三、影响消毒效果的因素

1. 消毒药的种类

在使用消毒剂时，应因地制宜，根据不同的环境特点，针对所要杀灭的病原微生物特点、消毒对象的特点、环境温度、湿度、酸碱度等，选择对病原体消毒力强、对人畜毒性小、不损坏被消毒物体、易溶于水、在消毒环境中比较稳定、价廉易得、使用方便的消毒剂。如饮水消毒选用氯制剂等；消毒宠物鸽鸟体表时，应选择消毒效果好而又对健康无害的 0.1% 新洁尔灭、0.1% 过氧乙酸等。

2. 消毒方法

根据消毒药的性质和消毒对象的特点，选择喷洒、浸泡、洗刷、擦拭等适宜的消毒方法。

3. 消毒剂的浓度与剂量

（1）稀释度

选择可有效杀灭病原微生物的消毒浓度，而且要达到要求的最低浓度。

（2）消毒剂用量

一般来说，消毒剂的浓度与消毒效果成正比，即消毒剂浓度越高，其消毒效力越强（但是 70%～75% 乙醇比其他浓度乙醇消毒效力都强）。但浓度越大，对机体、器具的损伤或破坏作用也越大。因此在消毒时，应根据消毒对象、消毒目的的需要，选择既有效而又安全的浓度，不可随意加大或减少药物的浓度。

（3）科学地交替使用或配合使用消毒剂

根据不同消毒剂的特性、成分、原理，可选择多种消毒剂交替使用或配合使用。但在配合使用时，应注意药物间的配伍禁忌，防止配合后反应引起的减效或失效。如新洁尔灭忌与碘化钾、过氧乙酸等配伍使用。

4. 环境温度、湿度

环境温度、湿度和酸碱度对消毒效果都有明显的影响，必须加以注意。一般来说，温度升高，消毒剂杀菌能力增强。湿度对许多气体消毒剂的消毒作用有明显的影响，直接喷洒消毒干粉剂消毒时，需要有较高的相对湿度，使药物潮解后才能充分发挥作用。

5. 有机物的影响

粪便、饲料残渣、污物、排泄物、分泌物等，对病原微生物有机械保护作用和降低消毒剂消毒效果的作用。因此，在使用消毒剂消毒时必须先将消毒对象（地面、设备、用具、墙壁等）清扫、洗刷干净，再使用消毒剂，使消毒剂能充分作用于消毒对象。

6. 消毒液的接触时间

消毒剂与病原微生物接触时间越长，杀死病原微生物越多。

因此，消毒时，要使消毒剂与消毒对象有足够的接触时间。

7. 消毒操作规范

消毒剂只有接触病原微生物，才能将其杀灭。因此，喷洒消毒剂一定要均匀，每个角落都喷洒到位，避免操作不当，影响消毒效果。

第三节　器具消毒

一、饲养用具的消毒

所用饲养用具要定期进行消毒，包括食槽、饮水器等。

（一）操作步骤

根据消毒对象不同，配制消毒药。

清扫（清洗）饲养用具。如饲槽应及时清理剩料，然后用清水进行清洗。

消毒，根据饲养用具的不同，可分别采用浸泡、喷洒等方法进行消毒。

（二）注意事项

1. 注意选择消毒方法和消毒药

饲养器具用途不同，选择的消毒药应不同，如笼舍食槽或饮水器一般选用过氧乙酸、高锰酸钾等进行消毒；金属器具也可选用火焰消毒。

2. 保证消毒时间

由于消毒药的性质不同，因此在消毒时，应注意不同消毒药的有效消毒时间，给予保证。

二、运载工具的消毒

运送动物的车辆主要应用喷洒消毒法。

（一）操作步骤

1. 准备消毒药品

根据消毒对象和消毒目的不同，选择消毒药物，仔细称量后装入容器内进行配制。

2. 清扫（清洗）运输工具

应用物理消毒法对运输工具进行清扫和清洗，去除污染物，如粪便、尿液、撒落的饲料等。

3. 消毒

运输工具清洗后，根据消毒对象和消毒目的，选择适宜的消毒方法进行消毒，如喷雾消毒或火焰消毒。

（二）注意事项

注意根据消毒对象，选择适宜的消毒方法。

消毒前一定要清扫（洗）运输工具，保证运输工具表面黏附的有机污染物被清除，这样才能保证消毒效果。

进出疫区的运输工具要按照《中华人民共和国动物防疫法》要求进行消毒处理。

三、医疗器具的消毒

（一）注射器械消毒

将注射器用清水冲洗干净，如为玻璃注射器，将针管与针芯分开，用纱布包好；如为金属注射器，拧松调节螺丝，抽出活塞，取出玻璃管，用纱布包好。针头用清水冲洗干净，成排插在多层纱布的夹层中，镊子、剪刀洗净，用纱布包好。将清洗干净包装好的器械放入煮沸消毒器内灭菌。煮沸消毒时，水沸后保持 15~30 分钟。灭菌后，放入无菌带盖搪瓷盘内备用。煮沸消毒的器械当日使用，超过保存期或打开后，须重新消毒后，方能使用。

（二）刺种针的消毒

用清水洗净，高压或煮沸消毒。

（三）饮水器消毒

用清洁卫生水刷洗干净，用消毒液浸泡消毒，然后冲洗干净，不能有任何消毒剂、洗涤剂、抗菌药物、污物等残留。

（四）滴鼻、点眼滴管的消毒

用清水洗净，高压或煮沸消毒。

（五）清洗喷雾器和试剂

喷雾免疫前，应先用清洁卫生的水将喷雾器内桶、喷头和输液管清洗干净，不能有任何消毒剂、洗涤剂、铁锈和其他污物等残留；然后再用定量清水进行试喷，确定喷雾器的流量和雾滴大小，以便掌握喷雾免疫时走动的速度。

第四节　宠物诊疗机构和宠物养殖场的消毒

宠物诊疗机构和宠物养殖场消毒的目的是消灭散播于外界

环境中的病原微生物，切断传播途径，阻止疫病继续蔓延。

一、宠物诊疗机构的消毒

按《动物诊疗机构消毒操作技术规范》（DB11/T 707—2010）要求进行消毒。

二、宠物养殖场消毒

（一）入场消毒

养殖场大门入口处设立消毒池，内放 3%~5% 氢氧化钠溶液，每半月更换 1 次。大门入口处设消毒室，室内两侧、顶壁设紫外线灯，一切人员皆要在此用漫射紫外线照射 5~10 分钟。

（二）宠舍消毒

宠舍除保持干燥、通风、冬暖、夏凉以外，平时还应做好消毒。一般分两个步骤进行：第一步先进行机械清扫；第二步用消毒液。宠舍及运动场应每天打扫，保持清洁卫生，料槽、水槽干净，每周消毒 1 次。

1. 空宠舍的常规消毒程序

首先彻底清扫粪尿。用 2% 氢氧化钠喷洒和刷洗墙壁、笼架、槽具、地面，消毒 1~2 小时，用清水冲洗干净，待干燥后，用 0.3%~0.5% 过氧乙酸喷洒消毒。

2. 宠舍外环境消毒

宠舍外环境及道路要定期进行消毒，灭鼠、灭蚊蝇、防鸟等。

3. 尸体消毒处理

尸体消毒处理应按照当地兽医行政主管部门要求进行。

（三）注意事项

宠舍入口处消毒池内的消毒液，一般 10~15 天更换。

有条件或必要的情况下，应对消毒效果进行监测，检测各种消毒药的使用方法和效果。注意消毒药之间的相互作用，防止药效降低。

第六章

动物标识及养殖档案管理

为了有效防控重大动物疫病，保障畜禽产品质量安全，依据《中华人民共和国畜牧法》《中华人民共和国动物防疫法》和《中华人民共和国农产品质量安全法》等，制定的《畜禽标识和养殖档案管理办法》于 2006 年 6 月 16 日农业部第 14 次常务会议审议通过。为了便于基层工作人员参考，下面简单介绍动物的标识。

第一节　动物标识

一、动物标识的概念

动物标识是指经农业农村部批准使用的耳标、电子标签、脚环以及其他承载动物信息的标识物。

二、适用范围

我国境内从事畜禽及畜禽产品生产、经营、运输等活动。

三、主管部门

农业农村部负责全国畜禽标识和养殖档案的监督管理工作。

县级以上地方人民政府畜牧兽医行政主管部门负责本行政区域内畜禽标识和养殖档案的监督管理工作。

四、动物耳标样式

（一）耳标组成及结构

动物耳标由主标和辅标两部分组成。主标由主标耳标面、耳标颈、耳标头组成。辅标由辅标耳标面和耳标锁扣组成。

（二）耳标形状

1. 猪耳标

主标耳标面为圆形，辅标耳标面也为圆形（图6-1）。

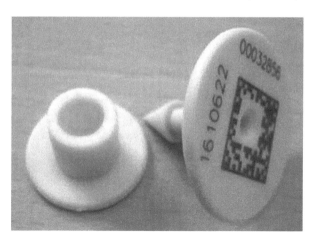

图6-1 猪耳标示意图

2. 牛耳标

主标耳标面为圆形，辅标耳标面为铲形（图6-2）。

3. 羊耳标

主标耳标面为圆形，辅标耳标面为带半圆弧的长方形（图6-3）。

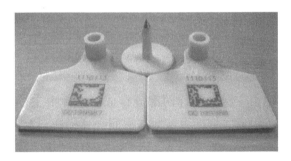

图 6-2　牛耳标示意图

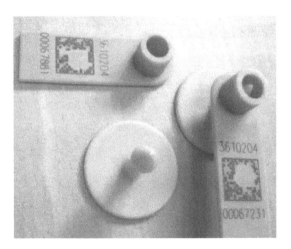

图 6-3　羊耳标示意图

（三）动物耳标颜色

猪耳标为肉色，牛耳标为浅黄色，羊耳标为橘黄色。

（四）耳标编码

耳标编码由激光刻制，猪耳标刻制在主标耳标正面，排布为相邻直角两排，上排为主编码，右排为副编码（图 6-4）。牛、羊耳标刻制在辅标耳标正面，编码分上、下两排，上排为主编码，下排为副编码（图6-5、图6-6）。专用条码由激光刻制在主、副编码中央。

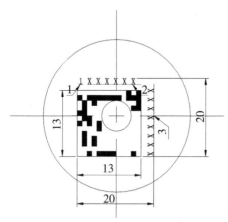

1—猪；2—县行政区划代码；3—动物个体连续码。

图6-4 猪耳标编码示意图（单位：毫米）

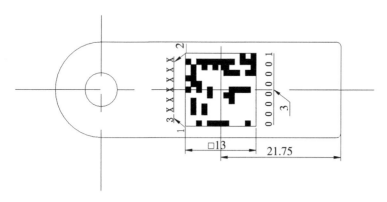

1—羊；2—县行政区划代码；3—动物个体连续码。

图6-5 羊耳标编码示意图（单位：毫米）

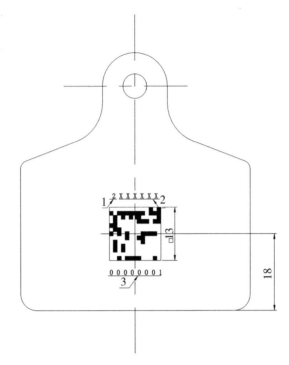

1—牛；2—县行政区划代码；3—动物个体连续码。

图6-6 牛耳标编码示意图（单位：毫米）

五、耳标的佩戴

(一) 佩戴时间

新出生家畜，在出生后30天内加施家畜耳标；30天内离开饲养地的，在离开饲养地前加施；从国外引进的家畜，在到达目的地10天内加施。家畜耳标严重磨损、破损、脱落后，应当及时重新加施，并在养殖档案中记录新耳标编码。

（二）佩戴工具

耳标佩戴工具使用耳标钳，耳标钳由家畜耳标生产企业提供，并与本企业提供的家畜耳标规格相配备。

（三）佩戴位置

首次在左耳中部加施，需要再次加施的，在右耳中部加施。

（四）消毒

佩戴家畜耳标之前，应对耳标、耳标钳、动物佩戴部位要进行严格的消毒。

（五）佩戴方法

用耳标钳将主耳标头穿透动物耳部，插入辅标锁扣内，固定牢固，耳标颈长度和穿透的耳部厚度适宜。主耳标佩戴于生猪耳朵的外侧，辅耳标佩戴于生猪耳朵的内侧。

六、登记

防疫人员对牲畜所佩戴的耳标信息进行登记，造户成册。

七、耳标的回收与销毁

（一）回收

猪、牛、羊加施的牲畜耳标在屠宰环节由屠宰企业剪断收回，交当地动物卫生监督机构，回收的耳标不得重复使用。

（二）销毁

回收的牲畜耳标由县级动物卫生监督机构统一组织销毁，并做好销毁记录。

(三) 检查

县级以上动物卫生监督机构负责牲畜饲养、出售、运输、屠宰环节牲畜耳标的监督检查。

(四) 记录

各级动物疫病预防控制机构应做好牲畜耳标的订购、发放、使用等情况的登记工作。各级动物卫生监督机构应做好牲畜耳标的回收、销毁等情况的登记工作。

第二节　犬狂犬病免疫标识

一、犬狂犬病免疫标识的概念

犬狂犬病免疫标识为全市统一监制的系挂在犬只项圈或其他佩具上的金属标牌，标识信息包括免疫年度、唯一标识编号和咨询服务电话等。

二、适用范围

在北京市饲养的出生满 3 个月的或饲养者不能确定其狂犬病免疫情况的三月龄以上的犬只应当立即进行首次狂犬病免疫接种。在首次免疫后，每年按期进行加强免疫。

三、主管部门

区、县兽医主管部门负责组织做好本行政区域内狂犬病免疫标识的制作、发放和监管工作。

四、犬狂犬病免疫标识样式

犬狂犬病免疫标识样式详见图 6-7。

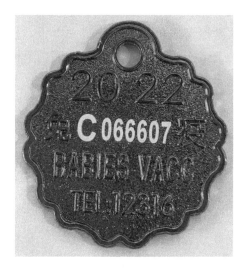

图 6-7 犬狂犬病免疫标识样式

第三节 养殖档案的建立

一、养殖档案的主要内容

防疫人员应协助畜禽养殖场及养殖户建立养殖档案，养殖档案内容包括畜禽的品种、数量、繁殖记录、标识情况、来源和进出场日期；饲料、饲料添加剂等投入品和兽药来源、名称、使用对象、时间和用量等有关情况；检疫、免疫、监测、消毒情况；畜禽发病、诊疗、死亡和无害化处理情况；畜禽养殖代码；农业部规定的其他内容。

二、犬免疫档案的建立及档案管理

犬只养殖场应当建立狂犬病免疫档案，出场时按规定申报产地检疫，凭免疫档案向基层兽医机构申领免疫证明和免疫标识，有关免疫信息由基层兽医机构负责收集并上报。狂犬病免疫点应当在每月最后一个工作日将当月犬只免疫信息上传至北京市动物疫病预防控制中心。

（一）狂犬病免疫档案表格信息

犬主信息：姓名、住址、联系电话。

犬只信息：犬名、品种、毛色、性别、出生年月、是否登记注册。

犬只免疫信息：疫苗名称、疫苗批号、疫苗厂家、免疫日期、免疫标识号、免疫点名称、免疫点联系方式、免疫人员姓名、下次免疫时间。

（二）电子档案管理

犬狂犬病免疫信息应当由专人及时录入北京市农业农村局免疫系统。

第七章

病死动物和废弃物的处理

病死动物含大量病原体，是引发动物疫病的重要传染源。对病死动物要及时进行无害化处理，有利于防止病原扩散，防止疫病的发生和流行。病死动物无害化处理，按照《中华人民共和国动物防疫法》第六章的规定执行。粪污无害化处理，符合《畜禽粪便无害化处理技术规范》（GB/T 36195—2018）的规定。舍内清理出的粪污，应在固定地点和专门堆肥池进行高温堆肥处理。污水经无害化处理达标后排放。

第一节　动物尸体的运送及无害化处理

一、动物尸体的运送

（一）运送前的准备

1. 设置警戒线、防虫

动物尸体和其他须被无害化处理的物品应被警戒，以防止其他人员接近，防止野生动物及鸟类接触和携带染疫物品。如果昆虫传播疫病给周围易感动物造成危险，应考虑实施昆虫控制措施。

2. 工具准备

运送车辆、包装材料、消毒用品。

3. 人员准备

工作人员应穿戴工作服、口罩、护目镜、胶鞋及手套，做好个人防护。

(二) 装运

1. 堵孔

装车前应将病死动物尸体各天然孔用蘸有消毒液的湿纱布、棉花严密填塞。

2. 包装

使用密闭、不泄漏、不透水的包装容器或包装材料包装动物尸体，运送的车厢和车底不透水，以免流出粪便、分泌物、血液等污染周围环境。

3. 注意事项

箱体内的物品不能装得太满，应留下 0.5 米或更多的空间，以防肉尸的膨胀（取决于运输距离和气温）。

肉尸在装运前不能被切割，运载工具应缓慢行驶，以防止溢溅。

工作人员应携带有效消毒药品和必要消毒工具，以处理路途中可能发生的溢溅。

所有运载工具在装前卸后必须彻底消毒。

(三) 运送后消毒

在尸体停放过的地方，应用消毒液喷洒消毒。土壤地面，应铲去表层土，连同动物尸体一起运送。运送过动物尸体的用具、车辆应严格消毒。工作人员用过的手套、衣物及胶鞋等也应进行消毒。

二、动物尸体无害化处理

根据当地兽医行政主管部门规定执行。

第二节 动物诊疗机构动物尸体和医疗废物的无害化处理

动物诊疗机构要严格按照农业农村部《动物诊疗机构管理办法》的规定处理病死动物尸体和病理组织；动物诊疗机构要严格参照《医疗废物管理条例》的规定处理医疗废物。

不得露天存放医疗废物，医疗废物暂时存放的时间不得超过2天，医疗废物暂时存放的设施、设备要定期消毒和清洁。

诊疗机构产生的污水、疑似患病动物废物，要按照国家规定严格消毒，达到国家规定排放标准后方可排放到污水处理系统。

使用后的一次性医疗器械和容易导致人损伤的医疗废物，要进行消毒和做毁形处理；能够焚烧的，应及时焚烧，不能焚烧的消毒后集中填埋。

动物诊疗机构产生的病理组织、动物尸体应按照《中华人民共和国动物防疫法》的规定处理。

医疗废物进行登记，内容应当包括医疗废物的来源、种类、数量或者重量；交接的时间、处理的方法，最终去向以及经办人签名等项目。登记资料至少保存3年。

第八章

部分宠物源人兽共患动物疫病流行特点与临床表现

第一节　病毒性宠物源人兽共患传染病

一、流感病毒病

流感病毒，是一种造成人、犬、马、猪及禽类等患流行性感冒的 RNA 病毒，分为 A、B、C 三型，在核蛋白抗原性的基础上，流感病毒还根据血凝素（HA）和神经氨酸酶（NA）的抗原性分为不同的亚型。A 型流感病毒抗原性易发生变异，多次引起世界性大流行；B 型流感病毒对人类致病性也比较强；C 型流感病毒只引起人类不明显的或轻微的上呼吸道感染，很少造成流行。农业农村部将高致病性禽流感列为一类动物疫病，世界动物卫生组织将其列为法定报告动物疫病。

（一）流行病学

1. 传染源

患病人或者动物以及健康带菌人或者动物是主要传染源，病毒可在污染的粪便、水等环境中长期存活。

2. 传播途径

流感病毒以空气飞沫传播为主，也可以通过直接接触患病人或者动物传播，还可以通过接触患病人或者动物的分泌物和排泄物、污染的食物、水、用具等媒介，经呼吸道、消化道感染。

3. 易感动物

A 型流感家禽和野禽均易感，火鸡和鸡易感性最高。水禽（如鸭、鹅）多呈隐性感染。人类、猪、马、猫科动物以及海洋哺乳类动物等多种动物可感染。

B 型和 C 型流感主要感染人类，B 型主要侵袭儿童，可引起局部暴发。C 型抗原性比较稳定，仅引起婴幼儿感染和成人散发病例。

4. 流行特点

突然发生，迅速蔓延，2~3 周达高峰，发病率高，流行期短，常沿交通线传播。通常流行 3~4 周会自然停止，发病率高，但病死率根据不同型而不同。

通常为先城市后农村，先集体单位，后分散居民。A 型流感，常引起暴发流行，甚至是世界大流行，2~3 年发生 1 次小流行，根据世界上已发生的 4 次大流行情况分析，一般 10~15 年发生 1 次大流行。B 型流感呈暴发或小流行，C 型以散发为主。

四季均可发生，它在夏季的发病率较低，冬季的发病率较高。流感的发病时间与地理位置有关，在温带地区，流感会在整个冬季流行，北半球通常在 1 月、2 月达到高峰，南半球的流行时间较晚，通常在 5—9 月。在热带地区，流感病毒一年四季均存在，倾向于雨季流行。

(二) 临床症状

1. 犬猫感染流感症状

已发现马源 H3N8、禽源 H5N1 和人源 H3N2 亚型流感病毒对犬的感染，禽源 H5N1 亚型流感病毒对猫的感染。

H3N8 亚型流感病毒感染犬的临床特征与副流感病毒感染犬引起的"犬窝咳"极为相似。犬在感染后 2~3 天出现临床症状，包括精神沉郁、食欲减退和流鼻涕。随着病程的发展，鼻涕由清亮逐渐转为黏液状。多数感染犬体温会升高，但呈低烧。持续性咳嗽是本病的一个最主要的特点，病犬的干咳可持续数周。大多数病犬会表现出肺炎或支气管肺炎并伴有异常肺音。需要注意的是，约有 1/4 的犬感染病毒后不表现临床症状，但这些犬可向外界排毒。因此对有散发病例出现的犬群需要加强监测。

H5N1 亚型流感病毒感染猫的潜伏期为 2~3 天，临床表现主要为发热、昏睡，第三眼睑突出，结膜炎以及呼吸困难，也可见到鼻涕增多。症状严重的猫可能在症状出现后突然死亡，部分猫表现出惊厥和共济失调等神经症状，也有部分猫呈现亚临床感染现象。H5N1 感染犬的潜伏期与猫类似，也为 2~3 天，可表现出发热、结膜炎，呼吸急促和咳嗽。

2. 禽类感染流感症状

高致病性禽流感病毒感染潜伏期从几小时到数天不等。一般为 3~7 天，《OIE 陆生动物卫生法典》指出其潜伏期可达 21 天。临床症状依感染禽类的品种、年龄、性别、并发感染程度和环境因素等而异，可表现为呼吸道、消化道、生殖系统、神经系统异常等其中一组或多组症状。鸡和火鸡感染后症状明显，病鸡精神沉郁，减食及消瘦；蛋鸡产蛋量下降或停止，产软壳蛋、畸形蛋；轻度到严重的呼吸道症状，包括咳嗽、打喷嚏和鼻、眼有分泌物；头部和脸部水肿，鸡冠和肉髯肿胀、发绀；结膜肿胀、充血，脚鳞弥漫性出血和肿胀；共济失调、瘫痪、扭头等神经症状；水样粪便，开始呈浅绿色，后期呈白色。隐性感染不表现任何症状。鸭、鹅等水禽感染后可见神经和腹泻症状，有时可见角膜炎症，甚至失明。

低致病性禽流感感染家禽引起的以低死亡率和轻度的呼吸道感染或产蛋率下降等临床症候群，其本身并不一定造成禽群的大规模死亡。但感染后往往造成禽群的免疫力下降，对各种病原的抵抗力降低，常常易发生并发或继发感染。当这类毒株感染伴随有其他病原的感染时，死亡率变化范围较广（5%~97%）。

非致病性禽流感是指某些对家禽致病性很低的禽流感病毒毒株（如 H1~H4、H6 和 H8~H15 亚型）感染家禽而出现无致病力临床症候群，被感染家禽一般不出现死亡或没有明显临床症状。

3. 马流感病毒症状

马感染的流感为 A 型流感，主要是 2 个亚型即 H7N7 型和 H3N8 型。本病传播速度快，潜伏期 1~3 天，发病率高，尤其在马匹训练和大量聚集时，发病率高达 95%~98%。导致患病马匹出现体温升高，高于 41℃，精神沉郁、食欲不振、鼻分泌物增加、咳嗽，表现肺部呼吸音粗重，怀孕母马流产。如果没有继发感染，一般 4~7 天症状改善，可能干咳数周，死亡率较低，一般在 5% 以下。

4. 猪流感病毒症状

猪感染的流感病毒，主要是 A 型流感 H1N1 亚型和 C 型流感，普遍认为是由于 H1N1、H1N2、H3N1、H3N2 和 H2N3 的亚型变种造成的，在自然情况下，病毒经呼吸道感染，也可由于食用含有病毒的猪肺丝虫的幼虫感染，潜伏期 2~7 天，发病率高，体温 40~41℃，呼吸困难，咳嗽，眼鼻流出浆液性液体，1 周内可康复。死亡率低，一般不超过 5%。

5. 人感染流感症状

人感染高致病性 A 型流感的早期症状类似普通型流感，主要为发热，热程 1~7 天，一般为 3~4 天。伴有流涕、鼻塞、咳嗽、咽痛、头痛和全身不适等症状。部分病人有恶心、腹痛、腹泻等消化道症状。重症者病情发展迅速，可出现肺炎、急性呼吸道综合征、肺出血等多种并发症。

人感染 B 型流感潜伏期数小时至 4 天，一般为 1~3 天。流感发病严重程度与个体免疫状况有关，一般来说，仅约 50% 的感染病人会发展成典型流感临床症状。症状以突然发热、头晕头痛、肌痛、全身症状轻、同时可伴有喉咙痛和咳嗽、鼻塞、流涕、胸痛、眼痛、畏光等症状。发热体温可达 39~40℃，一般持续 2~3 天渐退。一般是全身症状较重而呼吸道症状并不严重，严重症状多由并发症引发。

二、狂犬病

狂犬病，又名恐水症，俗称疯狗病，是由狂犬病病毒引起的人和所有温血动物共患的一种急性直接接触传染病。临床表现极度兴奋、狂躁、流涎和意识丧失，因局部或全身麻痹而死亡。典型的病理变化为非化脓性脑炎，在神经细胞胞浆内可见内基氏小体。我国将其列为二类动物疫病，乙类人间传染病。世界动物卫生组织将其列为法定报告动物疫病。

（一）流行病学

1. 传染源

在自然条件下，狂犬病的主要传染源是病犬和带毒犬，但很多受感染的野生动物如狐、狼、蝙蝠、野鼠、鼬鼠以及猫和家畜，也可成为本病的传染源和病毒宿主。

2. 易感动物

该病毒感染的宿主范围非常广泛，人及所有温血动物，包括鸟类都能感染，如犬、猫、猪、牛、马及野生肉食类和各种啮齿类动物等。尤其是犬科野生动物更易感，并可成为本病的自然保毒者。此外，吸血蝙蝠及某些食虫蝙蝠也可成为该病毒的自然宿主。

3. 传播途径

本病主要以直接接触为主要传播方式，主要是被患病动物咬伤或者皮肤黏膜接触病毒而感染；也可通过气溶胶经呼吸道感染；人误食患病动物的肉及动物间相互残食后可经消化道感染；在人、犬、牛及实验动物也有经胎盘垂直传播的报道。

(二) 临床症状

本病潜伏期长短不一，一般为 14~56 天，最短为 8 天，最长数月至数年。犬、猫、人平均为 20~60 天。潜伏期的长短与咬伤的部位深度、病毒的数量与毒力等均有关系。临床症状分为狂暴型和麻痹型。

1. 犬

狂暴型分 3 期，即前驱期、兴奋期和麻痹期。前驱期为 1~2 天。病犬精神抑郁，喜藏暗处，举动反常，瞳孔散大，反射机能亢进，喜吃异物，吞咽障碍，唾液增多，后躯软。兴奋期为 2~4 天。病犬狂暴不安，攻击性强，反射紊乱，喉肌麻痹。狂暴与抑郁交替出现。麻痹期为 1~2 天。病犬消瘦，张口垂舌，后躯麻痹，行走摇晃，最终全身麻痹而死亡。

2. 猫

多表现为狂暴型。前驱期通常不到 1 天，其特点是低烧和明显的行为改变。兴奋期通常持续 1~4 天，病猫常躲在暗处，当人接近时突然攻击，因其行动迅速，不易被人注意，又喜欢攻击头部，因此比犬的危险性更大，此时病猫表现肌颤，瞳孔散大，流涎，背弓起，爪伸出，呈攻击状。麻痹期通常持续 1~4 天，运动失调，后肢明显。头、颈部肌肉麻痹时，叫声嘶哑。随后惊厥、昏迷而死。约25%的病猫表现为麻痹型，在发病后数小时或1~2天死亡。

3. 人

临床表现分为狂躁型和麻痹型两种。

狂躁型：在愈合的伤口及其神经支配区有痒、痛、麻及蚁走样等异常感觉，以后出现高度兴奋、恐水、怕风、阵发性咽肌痉挛及流涎、吐沫、多汗、心率加快、血压增高等交感神经兴奋症状。逐渐发生全身弛缓性瘫痪，因呼吸、循环衰竭而死亡。

麻痹型：前驱期多为高热、头痛、呕吐及咬伤处疼痛等，无兴奋期和恐水症状，亦无咽喉痉挛，无吞咽困难等表现。前驱期后即出现四肢无力，麻痹症状，麻痹多始自肢体被咬处，然后呈放射状向四周蔓延。部分或全瘫痪，咽喉肌、声带麻痹而失音，故称"哑狂犬病"。

三、戊型肝炎

戊型肝炎是由戊型肝炎病毒（HEV）感染引起的一种急性的自限性病毒性肝炎，是一种重要的人兽共患病。

（一）流行病学

戊型肝炎在全球均有不同程度的流行，近年世界各地戊肝的暴发流行主要集中在亚洲地区。

我国为戊型肝炎高发区，自1982年起即发现戊型肝炎病例，至今先后已有多次流行的报道。较严重的是1986年9月至1988年4月发生在新疆南部的暴发流行，持续20多个月。我国每年春节前后3个月是流行高峰期。

1. 传染源

戊肝患者、亚临床感染者、感染戊型肝炎病毒的动物及受污染的水源、食物为主要传染源。

2. 易感动物

多种动物（猪、鼠、鹿等）。人群对戊肝普遍易感。

3. 传播途径

饮用到受污染的生水可能会感染 HEV；使用污染的水不经充分的加热处理，被污染的物品也可能成为污染源；人与人之间也可能互相传播；苍蝇和蟑螂可充当传染媒介。

HEV 传播途径主要包括粪-口传播、输血传播和垂直（母婴）传播。粪-口传播是主要传播途径，主要通过食（饮）用被污染的水或食物感染，食用烹煮不当的动物组织或内脏（包括贝壳类海产品）也可能导致戊肝。

（二）临床症状

戊肝症状可分为初期症状和晚期症状。初期症状主要有：消化道症状，如食欲下降、恶心、呕吐、腹胀、腹泻；乏力症状，如全身浑身无力，手腿无力，使劲握手握不紧，总有酸的感觉，同时会出现皮肤瘙痒、关节疼痛的症状；黄疸症状，如尿黄、眼睛黄、皮肤黄等症状。晚期症状主要是肝肿大、脾肿大、肝区疼痛等。

四、日本乙型脑炎

日本乙型脑炎又名流行性乙型脑炎，简称"乙脑"，是由日本乙型脑炎病毒引起的一种蚊媒性人兽共患传染病。该病属于自然疫源性疾病，多种动物均可感染，包括犬、猫、马、驴、猪、鸡等，感染后都能出现病毒血症。人和马感染后可发生严重的脑炎，猪感染后以流产、死胎和睾丸炎为特征。其他动物多呈隐形感染。农业农村部将其列为二类动物疫病，国家卫生健康委员会将其列为乙类人间传染病。世界动物卫生组织将其列为法定报告动物疫病。

（一）流行病学

1. 传染源

乙型脑炎的主要传染源为带毒（患病和隐性感染）动物，其中猪和马是较重要的传染源。牛、羊、蝙蝠等其他动物也可成为本病传染源。鸟类感染后，体内可检测到较高滴度的病毒。在日本从多种鸟类血液中查到乙脑病毒的抗体，且从苍鹭的雏鸟中分离出乙脑病毒。

2. 传播途径

主要通过蚊虫（库蚊、伊蚊、按蚊等）叮咬传播，其中最主要的是三带喙库蚊。越冬蚊虫可以隔年传播病毒，病毒还可能经蚊虫卵传递至下一代。病毒的传播是在越冬动物及易感动物间通过蚊虫叮咬反复进行的。猪还可经胎盘垂直传播给胎儿。

3. 易感动物

马属动物、猪、牛、羊、鸡和鸟都可感染。马最易感，猪部分品种和性别均易感，其中以幼龄动物最易感。

人也易感，主要是通过蚊虫（三带喙库蚊）等媒介昆虫叮咬感染。一般以 10 岁以下儿童发病为主，约占病人总数的 80% 以上，成人大多为隐性感染。

4. 流行特点

流行性乙型脑炎是一种自然疫源性疾病，有明显季节性，多发生于 7—9 月蚊虫孳生繁殖和活动季节。除热带地区一年四季散发外，亚热带和温带地区发生有严格的季节性，绝大多数病例集中在 7 月、8 月、9 月，冬、春季偶有发生。我国华中地区流行高峰在 7—8 月，华南提早 1 个月，华北推迟 1 个月。猪群中的流行特征为感染率高，发病率低，一般为隐性感染，绝大多数在病愈后不再复发，成为带毒猪。

本病主要分布于东亚的热带、亚热带及温带地区，地理位置为东经85°~140°、北纬8°~46°的区域，这些地区较适于三带喙库蚊等孳生。特别是在越南北部、泰国北部和东北部、印度北部和东北部、尼泊尔、孟加拉国、缅甸等地发病率高和流行范围大，并发生过几次较大的暴发或流行。日本、韩国、尼泊尔等地还表现大龄发病比例增高的趋势。

（二）临床症状

动物以猪发病率较高，潜伏期人工接种为3~4天。患病猪表现为体温升高，抑郁，嗜睡，食欲下降。体温升高至40~41℃，呈稽留热。妊娠母猪患病时，常突然发生流产、早产、产死胎或木乃伊胎儿。流产多发生在妊娠后期，流产时乳房肿胀，流出乳汁，常见胎衣停滞，自阴道流出红褐色或灰褐色黏液。仔猪出生后几天内发生痉挛症状而死亡，或成为僵猪。公猪症状不明显，公猪发生睾丸炎、睾丸肿大或萎缩。

患病马初期体温升高，少动，食欲下降。严重者站立不稳，四肢呈游泳状。有的马兴奋狂躁。一般表现为抑郁、兴奋和麻痹症状先后或交替出现。

人流行性乙型脑炎多发于10岁以下儿童，潜伏期为4~21天，一般为10~14天。临床症状主要表现为急性起病，发热、头痛、喷射性呕吐，发热2~3天后出现不同程度的意识障碍，重症病人可出现全身抽搐、强直性痉挛或瘫痪等中枢神经症状，严重病例出现中枢性呼吸衰竭。

五、流行性出血热

流行性出血热由汉坦病毒属的病毒引起，是以发热、出血倾向及肾脏损害为主要临床特征的急性病毒性自然疫源性传染病。其流行广，病情危急，病死率高，是危害极大的人兽共患传染病。老鼠（黑线姬鼠）是主要的传染源，可经过多种途径传播给人。世界上人类病毒性出血热共有13种，根据该病肾脏有无损害，分为有肾损及无肾损两大类。1982年世界卫生组织统一定名为肾综合征出血热。

（一）流行病学

1. 传染源

流行性出血热病毒具有多宿主性，90余种，在中国传染源的宿主动物也有50余种，主要是小型啮齿动物，包括姬鼠属（主要为黑线姬鼠）、大鼠属（主要为褐家鼠、大白鼠）、鼠（棕背、红背）、田鼠属（主要为东方田鼠）、仓鼠属（主要为黑线仓鼠）和小鼠属（小家鼠、小白鼠）。除啮齿动物外，一些家畜也携带流行性出血热病毒，包括家猫、家兔、犬、猪等。这些动物多属偶然性携带，只有少数几个鼠种从流行病学证明为本病的传染源。其中，在我国黑线姬鼠为野鼠型出血热的主要宿主和传染源，褐家鼠为城市型（日本、朝鲜）和我国家鼠型出血热的主要传染源，大林姬鼠是我国林区出血热的主要传染源。实验大鼠对病毒易感染，是实验动物室的主要传染源。

2. 易感动物

自然情况下，本病毒仅对人引起疾病。人类对流行性出血热病毒具有较强的易感性。野鼠型感染率达1%~4%；家鼠型感染率达10%~20%，甚至可高达30%以上。

3. 传播途径

呼吸道传播：被含出血热病毒的鼠排泄物污染尘埃形成的气溶胶颗粒经呼吸道感染。

消化道传播：进食被出血热病毒的鼠排泄物污染的食物、水，经口腔黏膜及胃肠黏膜感染。

接触传播：被鼠咬伤、鼠类排泄物、分泌物直接与破损的皮肤、黏膜接触。

垂直传播：经人工感染 BALB/c（巴比赛）孕鼠及乳鼠体内均分离到流行性出血热病毒。

虫媒传播：老鼠体表寄生的螨类叮咬人可引起本病的传播。

4. 流行特点

本病主要分布在亚洲的东部、北部和中部地区，包括日本（城市型及实验动物型均为大鼠型流行性出血热病毒引起）、朝鲜（城市型、野鼠型、实验动物型）及我国（野鼠型、家鼠型、实验动物型），正常人群血清中发现流行性出血热血清型病毒抗体的地区遍及世界各大洲，因此已成为全球公共卫生问题。

本病全年散发，野鼠型发病高峰多在秋季，从 10 月到翌年 1 月，少数地区春夏间出现小高峰；家鼠型主要发生在春季和夏初，从 3 月到 6 月。其季节性表现为与鼠类繁殖、活动及与人的活动接触有关。

（二）临床症状

潜伏期为 5~46 天，一般为 1~2 周。本病典型表现：起病急，有发热（38~40℃）、三痛（头痛、腰痛、眼眶痛）以及恶心、呕吐、胸闷、腹痛、腹泻、全身关节痛等症状，皮肤黏膜三红（脸、颈和上胸部发红），眼结膜充血，重者似酒醉。口腔黏膜、胸背、腋下出现大小不等的出血点或瘀斑，或呈条索状、抓痕样的出血点。随着病情的发展，病人退热，但症状反而加重，继而出现低血压、休克、少尿、无尿及严重出血等症状。

发热期：主要表现为感染性病毒血症和全身毛细血管损害引起的症状。大多突然畏寒发热，体温在 1~2 天可达 39~40℃，热型以弛张热及稽留热为多，一般持续 3~7 天。出现全身中毒症状，高度乏力、全身酸痛、头痛和剧烈腰痛、眼眶痛。

低血压期：主要为失血浆性低血容量休克的表现。一般在发热 4~6 天、体温开始下降时或退热后不久，患者出现低血压，重者发生休克。

少尿期：少尿期与低血压期常无明显界限。

多尿期：肾脏组织损害逐渐修复，但由于肾小管回吸收功能尚未完全恢复，以致尿量显著增多。

恢复期：随着肾功能的逐渐恢复，尿量减至 3 000 毫升以下时，即进入恢复期。尿液稀释与浓缩功能逐渐恢复，精神及食欲逐渐好转，体力逐渐恢复。

临床分型：按病情轻重可分为四型（轻型、中型、重型、危重型）。

家鼠型出血热的临床特点与野鼠型相比，家鼠型轻型较多，五期经过多不全。发热期较短，热退多数病情减轻，困倦衰竭少见，腰痛及眼眶痛不显著，消化道症状较轻；低血压期与少尿期轻或无；多尿期与恢复期亦较短；出血、肾损与渗出水肿均较轻；合并症少，但肝脏受损较野鼠型明显，病死率低。

六、猴痘

猴痘是由猴痘病毒引起的一种罕见的野生动物源的人兽共患病毒性传染病。人类中出现的症状与过去在天花患者身上所看到的症状相似。猴痘发生于非洲中西部雨林中的猴类，很多啮齿类动物如冈比亚鼠、土拨鼠和兔等均可感染猴痘，曾在非洲的松鼠体内分离到猴痘病毒。

（一）流行病学

1. 传染源

宿主动物、感染动物和猴痘病人是本病的主要传染源。本病主要在灵长类、啮齿类动物中传播，人被携带病毒的动物咬伤或密切接触到动物身上的创伤、体液就会受到感染，多发生于中非和西非的热带雨林地区。人类猴痘的传染病源主要为动物，其次为患者。

2. 易感动物

猴痘病毒的自然宿主是猴和猿类，兔和小鼠为易感动物，年幼动物比成年动物更易感染。传播猴痘的啮齿动物除土拨鼠外，还有冈比亚硕鼠、树松鼠、条纹松鼠、条纹老鼠、兔、睡鼠和扫尾豪猪以及猴等灵长类动物。

3. 传播途径

接触传播是本病传播的主要途径。如果人被感染猴痘的动物咬伤，或接触感染猴痘动物的血液、体液或皮疹（皮屑、痂皮、脓液等），经破损皮肤或黏膜，就可能感染猴痘。在长期面对面接触期间，或接触患者的体液，或受这种病毒污染的物品（如卧具或衣服等），猴痘可以在人与人之间传播，但传播的力度远远不如天花。

4. 流行特点

猴痘流行主要发生于非洲，多见于热带雨林、居民稀少的地区。全年散发，6—8月为发病高峰期。这与降水量大、人群户外活动增加如农忙和狩猎等有关。

（二）临床症状

猴痘病毒感染与天花在临床症状上难区别，但通常症状较轻，潜伏期为7~21天，典型病程分3期：前驱期、出疹期、结痂期。

幼猴：可能发生重度感染而死亡，死亡率为3%~50%。

猩猩：症状轻重不一。

土拨鼠：临床表现为发热、咳嗽、结膜炎和淋巴结病变，并伴有结节性皮疹。部分土拨鼠以死亡告终，多数能恢复。冈比亚硕鼠的临床表现比较温和，无呼吸道症状，仅限于皮疹。

人：感染猴痘后的临床症状与天花相似，但通常比较温和。轻症病例病程一般持续 2~4 周，4~6 周后可自愈，严重病例可发生虚脱、衰竭而死亡。根据世界卫生组织的统计，人患猴痘的死亡率在 1%~10%。而天花的死亡率约为 30%。

第二节　细菌性宠物源人兽共患传染病

一、炭疽病

炭疽病是由炭疽芽孢杆菌引起的一种人兽共患传染病，各种家畜、宠物、野生动物及人对本病都有不同程度的易感性，世界动物卫生组织将其列为必须报告的动物疫病，我国将其列为二类传染病。较常见的临床表现是发病动物以急性死亡。病程短，传染性强，病死率高，有血液凝固不良、尸僵不全、七窍出血等特点。其病理变化的特点是败血症变化，脾脏显著肿大、皮下和浆膜下结缔组织出血性胶样浸润、血液凝固不良成煤焦油样，若通过破损的皮肤伤口感染则可能形成炭疽痈。

（一）流行病学

1. 传染源

本病的主要传染源是患病动物，当患病动物处于菌血症时，可通过粪、尿、唾液及天然孔出血等方式排菌，尤其是形成芽孢，可能成为长久的疫源地。

2. 传播途径

本病主要经消化道感染，常因采食污染的饲料、饮水而感染。

其次是通过皮肤感染，但经呼吸道和带有炭疽杆菌的吸血昆虫叮咬而感染的可能性也存在。

3. 易感动物

各种家畜、宠物、野生动物都有不同程度的易感性。自然条件下反刍兽较易感，其中羊、牛、驴、水牛、骆驼、鹿和象等易感性最强，犬、猫次之，猪有一定的抵抗力，家禽几乎不感染，实验动物中小鼠、豚鼠和家兔较易感。人对炭疽普遍易感，但主要发生于那些与动物及畜产品接触机会较多的人员。

4. 流行特点

本病主要呈地方流行，干燥或多雨、洪水涝积、吸血昆虫多都是促进炭疽病暴发的因素，如动物饮用污染的河底污水，雨后洪涝，易使沉积的土壤中炭疽芽孢泛起，并随水流扩大污染范围，此外，从疫区输入病畜产品如骨粉、皮革、羊毛等，也可引起本病的暴发。

（二）临床症状

本病的潜伏期一般为1~5天。动物炭疽至少表现为3种不同的表现形式：最急性型或中风型、急性型、亚急性型或慢性型。反刍动物大多数表现为最急性型和急性型，马表现为急性型，犬、猫、猪表现为亚急性型至慢性型或局限性型。最急性型，表现为无症状死亡，动物死亡前数小时仍健康，濒死时体温高达42℃，肌肉震颤，呼吸困难，黏膜充血，随即动物间歇性抽搐、虚脱、最后死亡。死后血液凝固不良，肛门、阴门、鼻腔、口腔等流血，血液凝固不良是由于炭疽杆菌分泌的外毒素所致，胃肠迅速膨胀，尸僵不全。最急性型多发于牛，临床表现为抑郁、厌食、发热、呼吸急促、心率加快、黏膜充血、水肿，48小时后死亡。急性型常见于马，随着感染途径不同而表现不同。当摄入芽孢后引起肠炎和结肠绞痛,伴有高热和抑郁。皮下感染芽孢,如通过昆虫叮咬,可引起该部位发热、疼痛、水肿,并可传至咽喉、胸廓、腹部、包皮、乳房等部位,咽喉水肿可致明显的呼吸困难,病程通常1~3天,有些动物能存活1周或更长时间。

亚急性型和慢性型发生于犬、猫等动物,采食污染源后就会摄入病菌,寄居于咽部附近的淋巴结中,可引起严重水肿,堵塞呼吸道引起死亡。如果未出现此类情况,就会引起致死性的菌血症。有些动物发病几天后可以康复。肉食动物和杂食动物常见肠型病变,表现为严重的急性胃肠炎。食肉动物对炭疽具有自然抵抗力,大多数可以康复。

95%的人型炭疽为皮肤型炭疽,是被吸血昆虫叮咬,或者由于接触或处理感染动物的尸体、皮毛、肉或骨而引起发病。

二、布鲁氏杆菌病

布鲁氏杆菌病是由布鲁氏菌引起的人兽共患传染病。世界动物卫生组织将其列为必须报告的动物疫病,我国将其列为二类传染病。本病以引起动物的流产、不孕等为特征,动物是长期带菌者,除相互传染外,还能传染给人。一年四季都有发生。犬、猫感染布鲁氏杆菌病,多呈隐性感染,少数表现出临床症状。

(一) 流行病学

1. 传染源

本病的传染源是病畜及带菌者(包括宠物和野生动物)。最危险的是受感染的妊娠母畜,它们在流产和分娩时,大量布鲁氏菌随着胎儿、胎衣排出。流产后的阴道分泌物及乳汁中都含有布鲁氏菌。布鲁氏菌感染的睾丸炎精囊中也有布鲁氏菌存在。

2. 传播途径

本病的主要传播途径是消化道，但皮肤感染也是重要的传播途径，其他生殖系统黏膜、吸血昆虫以及损伤甚至完整皮肤等多种途径可以传播本病。人类感染布鲁氏杆菌病后一般不发生人与人的水平传播。

3. 易感动物

本病的易感动物范围很广，包括羊、牛、驴、水牛、骆驼、鹿、象、狗、猫、兔、猴、各种禽类、观赏鸟及一些啮齿动物等。

4. 流行特点

本病一年四季都可发生，但以产仔季节为多。造成本病的流行有社会因素和自然因素。社会因素，如检疫制度不健全，犬、猫集贸市场及不固定、频繁的移动等都能促进布鲁氏菌的传播。自然条件下，犬布鲁氏杆菌病主要经患病及带菌动物传播。犬是犬布鲁氏杆菌病的主要宿主，另外也是牛、羊、猪布鲁氏菌机械携带者或生物携带者。

人对布病的易感性方面，年龄、性别无根本差别，主要取决于传染机会的多少。布病有明显的职业特征，与病畜、染菌畜产品接触多者，其感染和发病显著高于其他职业。羊种布鲁氏菌，对人有较强的侵袭力和致病性，易引起暴发流行，且大多出现典型临床症状；牛种布鲁氏菌疫区，感染率高而发病率低，呈散在发病；猪种布鲁氏菌疫区，人发病率介于羊种和牛种布鲁氏菌之间。

（二）动物的临床及病理变化

1. 犬布鲁氏杆菌病

妊娠母犬在妊娠后期发生流产，也可在妊娠早期发生流产、流产后自阴道流出分泌物，流产胎儿大多为死胎，也有活胎但往往在数小时内死亡。感染胎儿有肺炎和肝炎症状，全身淋巴结肿大。公犬常发生附睾炎、睾丸炎、睾丸萎缩、前列腺炎和阴囊皮炎等，但大多数病犬缺乏明显的临床症状，尤其是青年犬和未妊娠犬。

2. 羊布鲁氏杆菌病

临床表现主要是流产，但通常感染羊呈隐性经过，只在大批流产时可见到症状。自然条件下，流产多发生在妊娠后期，约在怀孕的第四个月，流产前 2~3 天。体温升高、精神不振、食欲减退、有的长卧不起，由阴道排出黏液或带血样分泌物，流产的胎儿多死亡，成活者则极度衰弱而发育不良。产后母羊的阴道持续排出黏液和脓液，出现慢性子宫炎的表现，致使病羊不孕。有的病羊发生慢性关节炎及黏液囊炎，病羊跛行，常因采食不足、饥饿而死。经过一次流产后，病羊能够自愈，但自愈过程较慢。公羊除发生关节炎外，有时发生睾丸炎、附睾炎、睾丸肿大；触之局部发热，有痛感。

3. 人布鲁氏杆菌病的临床及病理变化

人类可感染布鲁氏杆菌病，患病牛、羊、猪、犬是主要传染源。传播途径是人食、吸入或皮肤和黏膜的伤口，动物流产和分娩之际是感染机会较多的时期。

临床表现复杂多变、症状各异、轻重不一。呈多器官病变或某一局部，急性型病人通常先出现全身不适、疲乏无力、食欲降低、头痛肌痛、烦躁或抑郁等症状，或先以寒战高热、多汗及游走性关节痛为主要表现。慢性型病人表现为长期低热或无热、疲乏无力、头痛、反应迟钝、精神抑郁，局部的神经痛或关节痛，重者关节强直、变形，多数出现睾丸炎、附睾炎、卵巢炎、子宫内膜炎等症状；有时也表现支气管炎或支气管肺炎。病人肝、脾、淋巴结肿大。病后复发率为 6%~10%，且多在 3 个月以内发生。

三、钩端螺旋体病

钩端螺旋体病（简称钩体病）是由钩端螺旋体引起的一种人兽共患传染病和自然疫源性传染病。农业农村部将其列为二类动物疫病，国家卫生健康委员会将其列为乙类人间传染病。世界动物卫生组织将其列为法定报告动物疫病。本病因个体免疫水平的差别以及受染菌株的不同，临床表现轻重不一。典型临诊表现形式多样，大多数呈隐性感染，少数急性病例表现出发热、血红蛋白尿、贫血、水肿、流产、黄疸、出血性器质、皮肤和黏膜坏死等特征。

（一）流行病学

1. 传染源

病畜和带菌动物是本病传染源。猪感染钩体非常普遍，所带菌群有13种之多。鼠类繁殖快，带菌率高，排菌时间长，可能终身带菌，其他动物如犬、牛、马、羊也可作为传染源，冷血动物蛙不但带菌，而且还能排菌，可作为一种贮存宿主和传染源。

2. 传播途径

各种带菌动物主要通过尿液排菌，污染水、土壤、植物、食物及用具等，接触这些污染就可感染，特别是水的污染更为重要。主要通过皮肤、黏膜感染，尤其是通过破损皮肤的感染率高，也可经消化道食入或交配（鼠类）而感染。

3. 易感动物

几乎所有温血动物都可感染，啮齿动物是较常见的钩体宿主，其次是食肉动物。家畜中猪、牛、犬、羊、马、骆驼、兔、猫、家禽和其他野兽、野禽均可感染和带菌。其中，以猪、牛和鸭的感染率较高。

4. 流行特点

本病是一种自然疫源性传染病。病例相对集中于夏秋或大雨洪水后，在气温较高地区则终年可见。本病以青壮年农民多见，其他接触疫水机会多的渔民、矿工、屠宰工及饲养员等，也可发病。

(二) 临床症状

1. 犬临床症状

各种年龄的犬均可感染。发病率雄犬高于雌犬。潜伏期 5~15 天。

急性病例可突然发生，机体衰弱，不食、呕吐、体温升高（39.5~40℃）、精神沉郁、后躯肌肉僵硬和疼痛、不愿起立走动、呼吸困难、可视黏膜出现不同程度的黄疸或出血。一般 2 天内机体衰竭，体温下降死亡。

亚急性症状以发热、呕吐、厌食、脱水黄疸及黏膜坏死为特征，病犬口黏膜可见有不规则的出血斑和黄疸；眼部可见有结膜炎症状。眼角可见有黏液性分泌物。同时可见有咳嗽气喘及呼吸困难。患犬有的表现为烦渴多尿等症状，得过亚急性感染的犬在 2~3 周后恢复。

慢性症状多以急性或亚急性症归转而来，常以慢性肝、肾及胃肠道症状出现，通过对症治疗，大多均可恢复。少数为尿毒症、肝硬化腹水、机体衰竭死亡。

2. 猪临床症状

潜伏期为 2~5 天，依其症状可分为 3 种类型。①急性黄疸型，常发生于肥育猪。病猪有时无明显症状，在食欲良好的情况下突然死亡。有时发现大便秘结，呈羊粪状，颜色深褐，尿呈茶褐色，食欲减退或废绝，精神沉郁，眼结膜及巩膜发黄。

②水肿型，常发生于中小猪。病猪头部、颈部发生水肿，初期短暂发热，黄疸，便秘，食欲减退，精神沉郁，尿如浓茶。③神经型。有些病猪发生抽搐，肌肉痉挛，行动僵硬，摇摆不定症状。

3. 马临床症状

大多为隐性感染，急性病例较少。急性病马的症状与牛相似，主要呈现体温升高，精神沉郁，结膜炎，可视黏膜黄染。尿量少，尿液黏稠，呈黄红色豆油样。

4. 人临床症状

潜伏期为 2～20 日，一般 7～13 日。病程可分为 3 个阶段：早期"重感冒样"症候群，有"三症状"，即畏寒发热、肌肉酸痛、全身乏力。中期可分为四型：流感伤寒型、肺大出血型、黄疸出血型、脑膜脑炎型。将出现不同程度的器官损害。

四、结核病

结核病是由结核分枝杆菌引起的人、畜、禽、兽共患的一种传染性疾病，世界动物卫生组织将其列为必须报告的动物疫病，我国将其列为二类传染病。临床表现是病程缓慢，渐进性消瘦、咳嗽、衰竭并以多种器官形成肉芽肿和干酪样、钙化结节病变为特征。

该病曾广泛流行于世界各国，以奶牛业发达国家较为严重，由于各国政府都十分重视结核病的防治，一些国家已有效地控制和消灭了此病，但在有些国家和地区仍呈地区性散发和流行。犬、猫主要对牛型和人型结核分枝杆菌敏感。我国是全球 22 个结核病高负担国家之一。家畜结核病与人的结核病的发生呈平行关系。由于从国外大量引入种牛过程中将此病带入，结核病已成为危害我国人民健康的一种重要的人兽共患传染病。

（一）流行病学

1. 传染源

该病传染源为患病、带菌动物。特别是向外排菌的开放性病畜，其粪便、乳汁、尿及气管分泌物中常会带有大量结核菌。开放性肺结核人也是主要传染源。人类与患病动物经常接触，既可把自身所患的病传染给动物，也可被患病动物传染。

2. 传播途径

该病传播途径主要为呼吸道，部分由消化道感染，经皮肤或胎盘传播者极少。如饮用未经消毒的牛奶或食用污染了结核菌的其他食物可以引起消化道传播。一般认为，犬、猫主要经消化道、呼吸道感染，并且主要由人传播。

3. 易感动物

对牛分枝杆菌最易感的为牛，也能感染包括人在内的许多哺乳动物，包括鹿、猪、山羊、骆驼、犬、猫等家养动物，还包括野猪、羊驼、松鼠、猴、狮子、大象等50多种温血脊椎动物，以及20多种禽类。这些被感染的野生动物构成病原储备库，由于难以对其进行疫病防控，会严重影响动物的疫病防控效果。

犬、猫对结核杆菌也比较易感，主要是由结核分枝杆菌和牛分枝杆菌所致，极少数由禽分枝杆菌所引起，犬、猫主要是经消化道、呼吸道感染，多为亚临床表现，易与其他呼吸道病混淆。患病犬、猫能在整个病期随着痰、粪尿、皮肤病灶分泌物排出病原，是人类的隐蔽传染源。

豚鼠对结核杆菌、牛分枝杆菌有高度的感染性。此外，小鼠也是结核分枝杆菌复合群易感试验动物。

4. 流行特点

（1）牛羊结核分枝杆菌

环境因素：外周及饲养环境不良，如牛舍阴暗潮湿、光线不足、通风不良、牛群拥挤、病牛与健康牛同栏饲养以及饲料配比不当、饲料中缺乏维生素和矿物质等，均可促进本病的发生。自然与生态因素：牛的群体大小、交易以及动物本身的因素，如年龄、饲养及品种等。

（2）人结核分枝杆菌

本病俗称"痨病"。该病流行广泛，1949 年前，一直危害着人的生命，由于贫困、生活条件恶劣，得病后无法就医等原因常造成人类大量死亡。

（二）临床症状

1. 犬、猫临床症状

犬、猫结核病多为亚临床感染，潜伏期难以确定，从十几天到数年不等，主要取决于犬和猫的抵抗力或有无应激。

病原侵入犬、猫体内会引起原发性病灶，如肠道病灶可引起呕吐、腹泻等消化功能不全。有的在腹部体表可触摸到肠系膜淋巴结肿大，腹腔渗出液增多。早期病犬、猫常有支气管肺炎、发热、咳嗽和呼吸啰音，渐进性消瘦。晚期则呼吸困难，张口呼吸。结核病灶发生在胸膜，则引起胸膜、心包渗出液增多，可视黏膜发绀，心衰。

病犬、猫病程不一，如未及时治疗则死亡率较高。病愈犬、猫的有些器官存有结节性病灶，有的会进一步钙化，对外源性重复感染有一定抵抗力。

2. 禽类临床症状

潜伏期 2 个月至一年。本病的病情发展很慢，以渐进性消瘦和贫血为特征。胸肌萎缩、胸骨突出或变形，鸡冠、肉髯苍白。如果关节和骨髓发生结核，可见关节肿大、跛行。肠结核可引起严重腹泻。

3. 人结核病

一年四季均可发病，以肺结核病较常见，主要临床症状有咳嗽、咳痰、咯血、胸痛、气喘等。

五、鼠疫

鼠疫是由鼠疫杆菌引起的自然疫源性烈性传染病，也称黑死病。临床主要表现为高热、淋巴结肿痛、出血、肺部特殊炎症等。

（一）流行病学

1. 传染源

鼠疫为典型的自然疫源性疾病，在人群流行前，一般先在鼠间流行。鼠间鼠疫传染源（贮存宿主）有野鼠、地鼠、狐、狼、猫、豹等，其中黄鼠属和旱獭属最重要。家鼠中的黄胸鼠、褐家鼠和黑家鼠是人间鼠疫重要传染源。当每公顷地出现 1~1.5 只以上的鼠疫死鼠，该地区又有居民居住，此地暴发人间鼠疫的危险极高。各型患者均可成为传染源，因肺鼠疫可通过飞沫传播，故鼠疫传染源以肺型鼠疫最为重要。败血性鼠疫早期的血有传染性。腺鼠疫仅在脓肿破溃后或被蚤吸血时才有传染作用。3 种鼠疫类型可相互传染。

2. 传播途径

鼠疫传播途径主要有 2 种。一是从啮齿动物到蚤到人的传播。动物和人间鼠疫的传播主要以鼠蚤为媒介。当鼠蚤吸取含病菌的鼠血后，细菌在蚤胃大量繁殖，形成菌栓堵塞前胃，当蚤再吸入血时，病菌随吸进血逆行，注入动物或人体内。蚤粪也含有鼠疫杆菌，可因搔痒进入皮内。此种"鼠→蚤→人"的传播方式是鼠疫的主要传播方式。二是肺鼠疫感染中人到人的空气飞沫传播途径，接触病人的痰液、脓液或病兽的皮、血、肉经破损皮肤或黏膜感染。肺鼠疫病人可通过飞沫造成人间肺鼠疫大流行。前者称为动物型流行，后者称人型流行。

3. 人群易感性

人群对鼠疫普遍易感，无性别差年龄差别。病后可获持久免疫力。预防接种可获一定免疫力。

4. 流行特征

（1）鼠疫自然疫源性

世界各地存在许多自然疫源地，野鼠鼠疫长期持续存在。人间鼠疫多由野鼠传至家鼠，由家鼠传染于人。狩猎（捕捉旱獭）、考查、施工、军事活动进入疫区而被感染。

（2）流行性

本病多由疫区交通工具向外传播，形成外源性鼠疫，引起流行、大流行。

（3）季节性

与鼠类活动和鼠蚤繁殖情况有关。人间鼠疫多发生在 6—9 月。肺鼠疫多在 10 月以后流行。

（4）隐性感染

在疫区已发现无症状的咽部携带者。

5. 发病原理

鼠疫杆菌侵入皮肤后局部繁殖，靠透明质酸及溶纤维素等作用，迅速经淋巴管至局部淋巴结繁殖，引起原发性淋巴结炎（腺鼠疫）。在淋巴结中大量繁殖的病菌及毒素进入血液引起全身感染，造成败血症和严重中毒。病菌直接经呼吸道，引起原发性肺鼠疫。脾、肝、肺、中枢神经系统等均可受到侵害。

在原发性肺鼠疫基础上，病菌进入血液，引发败血症，称继发性败血型鼠疫。少数感染极严重者，病菌直接进入血液，并在其中迅速繁殖引起败血症，称原发性败血型鼠疫，病死率极高。

（二）临床症状

潜伏期一般为2~5天。腺鼠疫或败血型鼠疫为2~7天；原发性肺鼠疫为1~3天，甚至数小时开始发病。

临床上分为四型：腺型、肺型、败血型、轻型。除轻型外，各类型初期的全身中毒症状大致相同。

1. 腺鼠疫

以急性淋巴结炎为特征，占发病的85%~90%，带有全身中毒症状。多见于腹股沟淋巴结炎，占70%左右；其次颈、颌、腋下淋巴结炎。随着病程进展（2~3天后）局部出现红、肿、热、痛并与周围组织粘连成块，触诊病人剧痛。4~5天后淋巴结化脓、溃破，病情缓解。轻者转为败血症，严重者转为毒血症，引发心力衰竭致死。

2. 肺鼠疫

发病急骤，病死率极高，除严重中毒症状外，发病24~36小时出现剧烈胸痛、咳嗽、咯大量泡沫血痰或鲜红色痰；呼吸急促，并迅速呈现呼吸困难和紫绀；此时叩诊肺部出现湿啰音、听诊有胸膜摩擦音；胸部X射线检查呈现支气管炎。此型与病情严重程度极不一致。如抢救不及时，多在2~3天，因心力衰竭、出血而死亡。

3. 败血型

败血型又称暴发型，可原发或继发。原发型鼠疫因免疫功能低、菌量多、毒力强，因而发病快，常突然高热或体温不高，神志不清昏迷；无淋巴结肿大；皮肤黏膜出血、鼻衄、呕吐、便血或血尿、DIC 和心力衰竭，多在发病后 24 小时内死亡。病死率高达 100%。继发性败血型，可由腺鼠疫、肺鼠疫引发而来，症状轻重不一。败血性皮肤广泛出血、瘀斑、发绀、坏死，尸体呈紫黑色，又称"黑死病"。

4. 轻型

轻型又称小鼠疫，发热轻，病人可照常工作，局部淋巴结肿大，轻度压痛，偶见化脓。血液培养可呈阳性。多见于流行初、末期。

5. 其他少见类型

（1）皮肤鼠疫病

病菌侵入局部皮肤出现痛疼性红斑点，数小时后发展成水泡，形成脓疱，表面覆有黑色痂皮，周围有暗红色浸润，基底为坚硬溃疡，颇似皮肤炭疽。偶见全身性脓疱，类似天花，有天花样鼠疫之称。

（2）脑膜脑炎型

多继发于腺型或其他型鼠疫。在出现脑膜脑炎症状、体征时，脑脊液为脓性，涂片或培养可检出鼠疫杆菌。

（3）眼型

病菌侵入眼结膜，致化脓性结膜炎。

（4）肠炎型

除全身中毒症状，有腹泻及黏液血样便，并有呕吐、腹痛，里急后重，粪便可检出病菌。

（5）咽喉型

为隐性感染。无症状，但从鼻咽部可分离出鼠疫杆菌。

六、类鼻疽

类鼻疽是由类鼻疽伯克霍尔德菌引起的一种热带、亚热带地区的人兽共患传染病。人和包括海洋哺乳动物在内的大部分哺乳动物均能感染，多数为散发病例。农业农村部将其列为三类动物疫病。

(一) 流行病学

1. 传染源

类鼻疽杆菌是热带、亚热带地区水和泥土中的常在菌，尤以死水中分离率更高，可以在环境中长期存在，不需要任何动物作为贮存宿主，人和动物都是偶然宿主。人和动物可因直接接触了病原菌污染的水和土壤而感染，感染动物可将病菌携带至新的地区，污染环境形成新的疫源地。

2. 传播途径

通过皮肤外伤感染较为常见，其次是通过呼吸道吸入气溶胶而感染。经消化道及吸血昆虫叮咬也能传播本病，但并非主要传播途径。

3. 易感对象

本病动物感染谱较广，灵长类动物、猪、山羊、绵羊、羚羊、马属动物、牛、骆驼、犬、猫、兔、海洋哺乳动物等都可感染。

人对类鼻疽易感，与人种、年龄和性别无关。

4. 流行病学特点

本病流行有明显的地区性，主要集中在热带、亚热带地区。高温、多雨季节多发。动物以及人的类鼻疽一般为散发，流行地区广泛存在人的隐性感染，在某些诱因作用下可发病。人感染该病，常发生在疫区与泥土常年密切接触的农民身上。流行区的猪、羊感染类鼻疽很普遍，通过带菌的猪肉、羊奶传播，值得关注。

（二）临床症状

动物自然感染潜伏期不明。

山羊和绵羊：自然感染病例以羔羊较为常见，病死率较高，均表现发热、咳嗽、呼吸困难、眼鼻有分泌物，有时出现神经症状。有的绵羊表现跛行，或后躯麻痹，呈犬坐姿势。山羊多呈慢性经过，常在鼻黏膜上发生结节，流黏脓性鼻液。公山羊的睾丸、母山羊的乳房常出现顽固性结节。

马和骡：常呈慢性或隐性经过，无明显临床症状，主要是鼻黏膜出现结节和溃疡，有的体表出现结节，破溃后形成溃疡。急性病例临床症状复杂多样，表现为高热、呼吸困难，有的呈肺炎型（咳嗽、听诊浊音或啰音），有的呈肠炎型（腹泻、腹痛及虚脱），有的呈脑炎型（痉挛、震颤、角弓反张等神经症状）。

犬和猫：病犬常有高热、阴囊肿胀、睾丸炎、附睾炎、跛行，伴有腹泻和黄疸。猫表现为呕吐和下痢。

人类鼻疽病分为急性败血症、亚急性型、慢性型和亚临床感染。急性败血症型病人主要表现为严重寒战、发热、虚脱和呼吸道感染症状，常伴有肾衰和脑膜炎等。亚急性型主要表现为肺炎、肺脓肿、脓胸、心包炎、心包积水、肾炎、前列腺炎、骨髓炎、脾脓肿、皮下脓肿、肝脓肿、脑炎等。慢性型多表现为常年呼吸系统疾病。亚临床感染时症状不明显。

七、鼠咬热

鼠咬热是一种由家鼠或其他啮齿动物咬伤所致的人兽共患传染病，实为两种病原体各异、临床表现不尽相同的疾病。病原体分别是小螺菌及念珠状链杆菌，临床上也按病原体分类将鼠咬热分成两型，即小螺菌型和念珠状链杆菌型。

（一）流行病学

1. 传染源

小螺菌的传染源主要是鼠类，念珠状链杆菌的传染源是野生或实验室饲养的鼠类等啮齿动物。

2. 传播途径

主要通过咬伤传播该病，念珠状链杆菌除经受染的鼠类或其他动物咬伤进入人体外，还偶可经污染的食物经消化道传播。

3. 易感动物

人、犬、猫、兔、猴等被鼠咬伤都可感染发病。

（二）临床症状

1. 动物临床症状

犬和猫，由念珠状链杆菌引发的潜伏期为10天，动物表现为体温40℃以上，呼吸困难，心动过速，拒食，精神沉郁，多发性关节炎，数小时后突然死亡，由鼻腔和口流出泡沫状液体。有些动物不表现明显症状即死亡。

2. 人的临床症状

发热、皮疹和全身症状是二者的共同表现。

（1）念珠状链杆菌

潜伏期短，约为10天。初期出现发热、寒战，2~4天后出现泛发性麻疹样皮疹，可累及跖，也可呈瘀斑。关节疼痛，可发生胸腔积液、心内膜炎、肺炎和败血性梗死。

（2）小螺菌型

潜伏期较长，1~4周。突然发生高热、寒战。被咬部位发炎、溃疡，可发生淋巴管炎。皮损初期为红斑，多见于腹部，数量不多，可融合成片，呈紫红色，形成发硬的斑块。

八、鼻疽

鼻疽是由鼻疽伯克霍尔德菌引起的一种人兽共患传染病，主要流行于马、骡、驴等马属动物，也可感染骆驼、狮、虎、猫等猫科动物和其他一些肉食动物和人类。临床表现为在鼻腔、喉头、气管黏膜或皮肤上形成特异性鼻疽结节、溃疡或瘢痕。农业农村部将其列为二类动物疫病，世界动物卫生组织将其列为法定报告动物疫病。

（一）流行病学

1. 传染源

鼻疽病马是本病的传染源，尤其开放性鼻疽马最危险。病菌存在于鼻疽结节和溃疡灶中，主要随鼻涕、皮肤的溃疡分泌物等排出体外，污染饲养管理用具、草料、饮水、厩舍等。

2. 传播途径

本病主要经消化道传播，动物多由摄入受污染的饲料、饮水而感染，也可经损伤的皮肤、黏膜感染。人主要是经受伤的皮肤、黏膜、呼吸道和消化道感染。伯氏菌属成员均可经气溶胶传播，生物安全风险大。

3. 易感动物

马属动物易感，尤其以马最易感。骆驼、犬、猫、羊及野生食肉动物也可被感染。人也能被感染，多呈急性经过。自然条件下，牛、猪和禽类不感染。

4. 流行特点

有些国家已经消灭了马鼻疽，如美国、英国、丹麦、德国、日本等。我国将有望于近期达到消灭标准。在亚洲、非洲及南美洲部分地区仍有不同程度的散发或局部流行。

本病一年四季都可发生。新发地区常呈暴发流行，多呈急性经过；常发地区，马鼻疽多呈慢性经过。本病如不及时采取根除措施，则长期存在，并呈慢性或隐性经过。人鼻疽多为散发，主要由马、骡和驴传染而来，多发生于兽医、饲养员及屠宰工人。

（二）临床症状

本病潜伏期长短不一，自然感染为数周或更长时间。临床上分为急性、慢性和隐性3种类型。

1. 急性鼻疽病型

体温升高至39～41℃，呈弛张热型。呼吸急促，颌下淋巴结肿痛（常为一侧性），表面凹凸不平。可视黏膜潮红。

肺鼻疽表现干咳，流鼻液，呼吸增数呈腹式呼吸。病重时叩诊肺部有浊音，听诊有湿啰音和支气管呼吸音。

鼻腔鼻疽表现鼻黏膜红肿，并出现粟粒大黄色小结节，边缘红晕，随后中心坏死，破溃形成溃疡。流灰黄脓性或带血鼻液。重者可致鼻中隔和鼻甲壁黏膜坏死脱落，甚至鼻中隔穿孔。

皮肤鼻疽多发生在后肢、胸、头、颈及阴囊等部位的皮肤。患部热性肿痛，继而形成结节，软化破溃后形成溃疡，排灰黄色或混有血液的脓液。病灶附近淋巴结呈索状肿胀，沿索状肿有许多串珠样结节，结节破溃又形成新的溃疡。由于病灶扩大蔓延、淋巴管肿胀和皮下组织增生，导致皮肤高度肥厚，使后肢变粗变大，俗称"象皮腿"。

2. 慢性鼻疽病型

感染马多呈慢性鼻疽病型，症状不明显，病程可长达数月甚至数年。

3. 隐性鼻疽病型

无任何可见的临床症状。

猫科动物感染鼻疽杆菌后可出现急性鼻疽的表现，即从患病动物的眼睛、鼻孔中流出脓性带血的灰绿色分泌物，呼吸道黏膜肿胀、呼吸困难，动物身体各处皮下出现鼻疽结节或溃疡，经 1~2 周后长因腹泻而死亡。

人感染鼻疽的病例多有经常接触鼻疽患畜或有处理和吃过病死患畜的病史。潜伏期长短不一，一般为 1~14 天。人鼻疽也分为急性和慢性两种，但以前者多见。急性鼻疽潜伏期在 1 周内，病人突然呈现高热、寒战，然后出大汗，随之体温趋于正常，症状暂时缓解；慢性鼻疽潜伏期在 10 天以上，病人全身症状轻微，体温周期性升高。

九、野兔热

野兔热（又称土拉热、土拉杆菌病）是由土拉弗朗西斯菌引起的一种急性、热性、败血性人兽共患的自然疫源性传染病。临床上以淋巴结肿大以及脾和肝脏脓肿、坏死为特征。我国农业农村部将其列为二类动物疫病，世界动物卫生组织将其列为法定报告动物疫病。

（一）流行病学

1. 传染源

患病的啮齿类动物（如野兔、野鼠等）和带菌动物为主要传染源。该病可通过吸血昆虫叮咬传播，已发现有 83 种节肢动物能传播该病，主要为蜱、螨、蚊、虱类等。蜱不仅是传播媒介，而且也是重要的带菌宿主。

2. 传播途径

人和动物均可通过接触病死动物及其排泄物和污染物经皮肤或黏膜感染，食用污染的食物或饮用污染的水经消化道感染，通过气溶胶暴露经呼吸道感染，也可被带菌的吸血昆虫（蜱、蚊、虻）叮咬而感染。

3. 易感动物

本菌感染谱很广，野兔和其他野生啮齿类动物是主要易感动物及自然宿主，已发现有 136 种啮齿动物是本菌的自然储存宿主。猪、牛、山羊、骆驼、马、驴、犬、猫及各种毛皮兽均易感。人也可感染，猎人、屠宰人员、皮毛加工人员、实验室人员及林业工人等因接触机会较多，为高危人群。

4. 流行特点

本病主要分布在北半球的欧美国家，流行于北纬 30°~71° 地区，常呈地方性流行。许多国家（如北美洲许多国家、俄罗斯和日本）呈暴发流行，欧洲和亚洲的其他国家和地区有零星散发。我国黑龙江、青海、西藏、新疆等地有本病发生和流行，西藏阿里地区为本菌的自然疫源地。

一般多见于春末、夏初季节，但也有秋末冬初发病的，主要与啮齿动物及吸血昆虫的繁殖活动有关。洪灾或其他自然灾害可导致本病大流行，家畜中以绵羊尤其是羔羊发病较严重。

（二）临床症状

本病潜伏期一般为 3~5 天，野兔为 1~9 天，《OIE 陆生动物卫生法典》指出潜伏期可达 15 天。

本病临床症状以体温升高、衰竭、麻痹和淋巴结、脾、肝肿大为主。各种动物临床差异较大。

1. 兔

病程一般较长，呈高度消瘦和衰竭，颌下、颈下、腋下和腹股沟等体表淋巴结肿大，鼻腔黏膜发炎，体温升高。脾、肝肿大充血，表面有点状白色病灶，肺充血。

2. 绵羊和山羊

发热，呼吸加快，垂头站立或卧地，后肢麻痹，颈部、咽背、肩胛前及腋下淋巴结肿大，有时出现化脓灶。脾和肝常见有结节。妊娠母羊流产、产死胎或难产。羔羊还表现腹泻、黏膜苍白、麻痹、兴奋或昏睡，不久死亡。

3. 马属动物

无明显症状，有体温升高，母畜可发生流产。

4. 猪

多发生于小猪，表现体温升高、咳嗽、腹泻，病程 7~10 天，很少死亡。

5. 人

潜伏期 1~10 天。突然发病，表现高热、头及全身肌肉疼痛、出汗、虚弱等。由于感染途径不同，有腺肿型、肺炎型、胃肠型、口咽型等。病程为 2~3 周。

十、猫抓热

猫抓热又称猫抓病，是与猫接触或被猫抓、咬伤后感染汉塞巴尔通体所引起的一种良性、自限性、感染性人兽共患疾病。临床主要表现为局部皮疹和慢性淋巴结肿大，3% 的病人可发生菌血症、心内膜炎、皮肤杆菌性血管瘤、紫癜性肝炎，同时，伴有发热、恶寒、脾脏充血和胃肠道病变等全身性疾病。

猫抓病最早由巴黎大学儿科某医师于 1931 年描述，其结合多年的诊治经验，认为该病与猫的抓伤密切相关，于 1950 年，将这种猫抓伤后出现的区域性浅表淋巴结肿大性疾病命名为猫抓病。1983 年，Wear 等使用 Warh in Starry（WS 染色）银染色法和 Brow-Hopp 组织革兰氏染色法在怀疑猫抓病的病人淋巴结内检测到革兰氏染色阴性、WS 染色呈黑色的短棒状杆菌，确定了猫抓病是一种细菌感染性疾病。随着检测技术的不断发展，该细菌最终被命名为巴尔通体。

（一）流行病学

1. 传染来源

主要是带菌的猫（通常在 1 岁以下）。病原体存在于猫的口咽部，猫感染后可形成菌血症，并可通过猫身上的跳蚤在猫群中传播，故猫的带菌率相当高，有报道称宠物猫的感染率达到 40%。

2. 传播途径

犬、猫和啮齿动物等许多家养和野生的动物都是多种巴尔通体慢性感染的贮存宿主。蝇、跳蚤、虱子和白蛉等节肢动物也可以传播该病原，其中跳蚤在传播猫巴尔通体中发挥了重要作用。动物被咬伤、抓伤或通过节肢动物传播而感染巴尔通体后，病原定殖在红细胞或内皮细胞上，并一直在血液中存在。人通常是在被猫抓伤、咬伤或猫密切接触后而感染。确切的感染机制尚不明确，推测病原体是随猫蚤的粪便进入人体破损的皮肤，然后经淋巴管到达区域淋巴结，引起炎性反应。

3. 易感动物

巴尔通体已经从许多种类的动物体内分离或者检测到，已确定和潜在的宿主有猫、犬、兔、牛、啮齿动物以及野生动物，如野生猫科动物（美洲野猫、美洲狮和山狮）、草原狼、鹿、麋鹿和狐狸。新的巴尔通体被发现能感染多种温血（狗、啮齿动物）和冷血（爬行类、两栖类）脊椎动物。

4. 流行特征

猫的汉赛巴尔通体血清阳性率在世界不同地区有很大的差异，美国地方性血清学阳性为 3.7%~54.6%，在欧洲以荷兰的猫血清阳性率最高（22.0%）；在法国巴黎，41.1% 的猫血清学呈阳性，其中有 16.5% 患菌血症；而意大利流浪猫的汉赛巴尔通体血清抗体阳性率则高达 38.0%。宠物猫与流浪猫相比，其菌血症的患病率较低。虽然幼猫比老猫更易于患菌血症，但老猫更易出现慢性的细菌感染。另外，猫群的年龄分布、猫蚤孳生的情况及所用检测方法的灵敏度等也会影响猫菌血症的水平及血清学阳性率。据报道，全球每年猫爪病的发病人数超过 4 万例，多数病例发生在 2~14 岁，以青年和儿童居多，男性略多于女性，温暖季节较寒冷季节多见。

（二）临床症状

猫感染汉赛巴尔通体后，多数并不表现任何临床症状，但其保持长期的菌血症。但近来发现，一些家猫表现出无名高热、视网膜炎、淋巴结肿大、全身性肌痛、心内膜炎和繁殖障碍等的病征与感染巴尔通体有关。有些猫感染巴尔通体后持续发热 2~3 周，同时产生爪部浅表性的感觉丧失，肌体运动平衡失调，紧接几周内发生淋巴结肿大和轻度贫血。但是由于没有其他的临床症状往往不被主人发现。另有证据表明，巴尔通体可损伤肝、肾及脾，但这种损伤是一过性的，通常并不表现临床症状。

汉赛巴尔通体感染人体后是否出现相应的临床表现，取决于人体的免疫力。人体免疫功能正常时，病理反应则表现局灶性，如皮肤损害、淋巴结肿大，化脓和形成肉芽肿等引起猫抓病病变；免疫力低下者，一旦被感染会引起典型的、可复性的亚急性淋巴结炎症，出现乏力、关节痛、发热等，严重时可出现急性脑部疾病，甚至引起全身性的杆菌性紫癜，在皮下长出一块块的"奇点紫斑"。

第三节　寄生虫性宠物源人兽共患病

一、弓形虫病

弓形虫病又称弓形体病、弓浆虫病。它是由龚地弓形虫引起的一种人兽共患的原虫病。城市宠物中多以猫、犬感染为多，且一般为隐性感染，也有的出现临床症状乃至死亡。对人的危害很大，影响优生优育，孕妇感染该病原体后，可不表现临床症状，但能使胎儿宫内感染，危害胚胎发育，造成胎儿畸形甚至死亡，致使孕妇流产、死产和早产。本病是重点防治的人与动物共患寄生虫病之一，应密切监测该病疫情变化。

弓形虫病几乎流行于世界各地，在人兽及野生动物中广泛传播。我国 1955 年在福建省首次发现本病，此后全国有大部分省（区、市）相继报道猪及其他动物发病。同时，有报道多起人感染弓形虫病例。

（一）流行病学

1. 传染源

弓形虫病的传染源主要是含有弓形虫的包囊型虫体的动物组织或房舍及环境中发育成熟的卵囊。整个发育过程需要两个宿主，由于弓形虫在猫肠内进行一段有性繁殖（肠内期发育），所以猫是终末宿主。由于弓形虫在人和其他动物体内进行无性繁殖，所以人和其他动物是中间宿主。弓形虫在中间宿主体内进行肠外期发育。

2. 传播途径

弓形虫感染以经口感染为主，也可通过眼、鼻、咽、呼吸道、肠道、皮肤等途径侵入。

3. 流行特征

弓形虫为一种多宿主寄生虫，中间宿主范围广。人、畜和各种动物采食被猫粪内卵囊污染的食物、饲料和饮水或食用未煮熟的肉、内脏等均可引起感染。长期与伴侣动物如犬、猫以及实验动物等接触也易发生感染。

（二）临床症状

猫和犬感染弓形虫发病症状主要与中枢神经系统、视觉、呼吸、胃肠系统有关。猫的症状是发热、黄疸、呼吸困难、咳嗽、贫血、下痢、运动失调、后肢麻痹、肠梗阻等，也有出现脑炎症状和早产或流产的病例。

犬的症状类似犬瘟热，包括发热、厌食、精神委顿、呼吸困难、咳嗽、贫血、下痢、妊娠早产或流产、运动共济失调等。

二、棘球蚴病

棘球蚴病又名包虫病，是由寄生于犬、狼、狐狸等动物小肠的棘球绦虫的中绦期幼虫——棘球蚴感染而引起的一种严重的人兽共患寄生虫病。该病呈世界性分布，我国是人兽棘球蚴病高发国家之一，主要由细粒棘球绦虫引起。在我国西北五省（区），人群患病率为0.6%~4.5%，个别地区达到12.2%，其中，牧民患病率最高。最易感染者是学龄前儿童，15岁以下占32.1%。据新疆、青海、西藏、宁夏等省（区）调查，绵羊感染率为5.36%~62.4%，家犬感染率在7%~71%。目前，我国已成为世界上人兽包虫病发病较严重的国家之一，其中，西部地区的包虫病较严重。该病被世界动物卫生组织列为B类动物疾病，被我国列为多种动物共患的二类动物疫病。

（一）流行病学

1. 传染源

本病的主要传染源是犬，狼和狐狸是野生动物的传染源。细粒棘球绦虫的终末宿主为犬科动物，中间宿主范围较大，包括羊、牛、猪、人，但在流行病学上具有重要意义的动物是绵羊（成年羊）。多房棘球绦虫的终末宿主也为犬科动物，中间宿主主要为啮齿类，包括麝鼠、田鼠、旅鼠、大沙鼠和小鼠。

2. 传播途径

犬吃了含有细粒棘球绦虫幼虫的哺乳动物脏器后，细粒棘球绦虫的幼虫——细粒棘球蚴在狗的小肠中发育为成虫，并产生成熟虫卵。成熟虫卵随粪便排出体外并污染牧草、饲料、饮水等，同时，犬的舔肛行为造成犬皮毛的污染，中间宿主羊、牛、马、骆驼、牦牛等食入被虫卵污染点牧草、饲料或饮水，或接触了有虫卵污染的犬的皮毛，虫卵就会进入宠物或人体内并在肠道内孵化成棘球绦虫的幼虫——棘球蚴，幼虫穿过血管随血液循环移行，寄生于肝肺等脏器内并形成包囊，从而导致人或宠物的机能障碍，引发包虫病。如果将含有棘球蚴的羊的内脏喂犬，还会造成犬与羊（主要是绵羊）间的循环感染。

3. 流行特征

细粒棘球蚴为世界性分布，广泛流行于亚洲、南欧、拉丁美洲、大洋洲及冰岛等畜牧业发达的国家和地区，宠物饲养密集的城市和区域发病率也比较高。我国23个省（区、市）有报道，绵羊感染率最高，受威胁最大。其他动物如山羊、牛、马、骆驼、野生反刍兽亦可感染。犬、狼、狐狸是传播虫卵的主要来源，尤其是牧区的牧羊犬，由于牧区的羊群与牧羊犬密切接触，在牧地上吃到六钩蚴的机会多，而牧羊犬又常可吃到绵羊的内脏，因而造成成虫在绵羊与犬之间循环感染。

(二) 临床症状

因棘球蚴的大小、寄生的部位及数量不同，使临床症状轻重程度也不一样。一般情况下，绵羊对细粒棘球蚴敏感，死亡率也较高。严重时患病动物及宠物表现为消瘦、被毛逆立、脱毛、咳嗽、倒地不起。牛严重感染时常见消瘦、衰弱、呼吸困难或轻度咳嗽，剧烈运动时症状加重，产奶量下降。成虫对犬的致病作用不明显，甚至寄生数千条绦虫亦无明显临床症状。各种动物及患病的宠物都可因包囊破裂导致严重的过敏反应，引发突然死亡。

对人的危害特别明显，多房棘球蚴危害更大。人的棘球蚴病主要表现为慢性消耗，病人常常失去劳动能力。

附　录

法律与办法

附录一　狂犬病防治技术规范
（2002 年发布，2006 年修订）

狂犬病（Rabies）是由弹状病毒科狂犬病毒属狂犬病毒引起的人兽共患烈性传染病。我国将其列为二类动物疫病。

为了预防、控制和消灭狂犬病，依据《中华人民共和国动物防疫法》和其他有关法律法规，制定本技术规范。

1　适用范围

本规范规定了动物狂犬病的诊断、监测、疫情报告、疫情处理、预防与控制。

本规范适用于中华人民共和国境内一切从事饲养、经营动物和生产、经营动物产品，以及从事动物防疫活动的单位和个人。

2　诊断

2.1　流行特点

人和温血动物对狂犬病毒都有易感性，犬科、猫科动物最易感。发病动物和带毒动物是狂犬病的主要传染源，这些动物的唾液中含有大量病毒。本病主要通过患病动物咬伤、抓伤而感染，动物亦可通过皮肤或粘膜损伤处接触发病或带毒动物的唾液感染。

本病的潜伏期一般为 6 个月，短的为 10 天，长的可达一年以上。

2.2 临床特征

特征为狂躁不安、意识紊乱，死亡率可达 100%。一般分为两种类型，即狂暴型和麻痹型。

2.2.1 犬

2.2.1.1 狂暴型 可分为前驱期、兴奋期和麻痹期。

前驱期：此期为半天到两天。病犬精神沉郁，常躲在暗处，不愿和人接近或不听呼唤，强迫牵引则咬畜主；食欲反常，喜吃异物，喉头轻度麻痹，吞咽时颈部伸展；瞳孔散大，反射机能亢进，轻度刺激即易兴奋，有时望空捕咬；性欲亢进，嗅舔自己或其他犬的性器官，唾液分泌逐渐增多，后躯软弱。

兴奋期：此期 2~4 天。病犬高度兴奋，表现狂暴并常攻击人、动物，狂暴发作往往和沉郁交替出现。病犬疲劳时卧地不动，但不久又立起，表现一种特殊的斜视惶恐表情，当再次受到外界刺激时，又出现一次新的发作。狂乱攻击，自咬四肢、尾及阴部等。随病势发展，陷于意识障碍，反射紊乱，狂咬；动物显著消瘦，吠声嘶哑，眼球凹陷，散瞳或缩瞳，下颌麻痹，流涎和夹尾等。

麻痹期：1~2 天。麻痹急剧发展，下颌下垂，舌脱出口外，流涎显著，不久后躯及四肢麻痹，卧地不起，最后因呼吸中枢麻痹或衰竭而死。整个病程为 6~8 天，少数病例可延长到 10 天。

2.2.1.2 麻痹型 该型兴奋期很短或只有轻微兴奋表现即转入麻痹期。表现喉头、下颌、后躯麻痹、流涎、张口、吞咽困难和恐水等，经 2~4 天死亡。

2.2.2 猫

一般呈狂暴型，症状与犬相似，但病程较短，出现症状后 2~

4天死亡。在发病时常蜷缩在阴暗处，受刺激后攻击其他猫、动物和人。

2.2.3 其他动物

牛、羊、猪、马等动物发生狂犬病时，多表现为兴奋、性亢奋、流涎和具有攻击性，最后麻痹衰竭致死。

2.3 实验室诊断

实验室诊断可采用以下方法。

2.3.1 免疫荧光试验（见 GB/T 18639）

2.3.2 小鼠和细胞培养物感染试验（见 GB/T 18639）

2.3.3 反转录-聚合酶链式反应检测（RT-PCR）（见附件）

2.3.4 内基氏小体（包涵体）检查（见 GB/T 18639）

2.4 结果判定

县级以上动物防疫监督机构负责动物狂犬病诊断结果的判定。

2.4.1 被发病动物咬伤或符合2.2特征的动物，判定为疑似患病动物。

2.4.2 具有 2.3.3 和 2.3.4 阳性结果之一的，判定为疑似患病动物。

2.4.3 具有 2.3.1 和 2.3.2 阳性结果之一的，判定为患病动物。

2.4.4 符合2.4.1，且具有 2.3.3 和 2.3.4 阳性结果之一的，判定为患病动物。

3 疫情报告

3.1 任何单位和个人发现有本病临床症状或检测呈阳性结果的动物，应当立即向当地动物防疫监督机构报告。

3.2 当地动物防疫监督机构接到疫情报告并确认后，按《动物疫情报告管理办法》及有关规定上报。

4　疫情处理

4.1　疑似患病动物的处理

4.1.1　发现有兴奋、狂暴、流涎、具有明显攻击性等典型症状的犬，应立即采取措施予以扑杀。

4.1.2　发现有被患狂犬病动物咬伤的动物后，畜主应立即将其隔离，限制其移动。

4.1.3　对动物防疫监督机构诊断确认的疑似患病动物，当地人民政府应立即组织相关人员对患病动物进行扑杀和无害化处理，动物防疫监督机构应做好技术指导，并按规定采样、检测，进行确诊。

4.2　确诊后疫情处理

确诊后，县级以上人民政府畜牧兽医行政管理部门应当按照以下规定划定疫点、疫区和受威胁区，并向当地卫生行政管理部门通报。当地人民政府应组织有关部门采取相应疫情处置措施。

4.2.1　**疫点、疫区和受威胁区的划分**

4.2.1.1　**疫点**

圈养动物，疫点为患病动物所在的养殖场（户）；散养动物，疫点为患病动物所在自然村（居民小区）；在流通环节，疫点为患病动物所在的有关经营、暂时饲养或存放场所。

4.2.1.2　**疫区**

疫点边缘向外延伸3公里所在区域。疫区划分时注意考虑当地的饲养环境和天然屏障（如河流、山脉等）。

4.2.1.3　**受威胁区**

疫区边缘向外延伸5公里所在区域。

4.2.2　**采取的措施**

4.2.2.1　**疫点处理措施**　扑杀患病动物和被患病动物咬伤的其他

动物，并对扑杀和发病死亡的动物进行无害化处理；对所有犬、猫进行一次狂犬病紧急强化免疫，并限制其流动；对污染的用具、笼具、场所等全面消毒。

4.2.2.2 疫区处理措施 对所有犬、猫进行紧急强化免疫；对犬圈舍、用具等定期消毒；停止所有犬、猫交易。发生重大狂犬病疫情时，当地县级以上人民政府应按照《重大动物疫情应急条例》和《国家突发重大动物疫情应急预案》的要求，对疫区进行封锁，限制犬类动物活动，并采取相应的疫情扑灭措施。

4.2.2.3 受威胁区处理措施 对未免疫犬、猫进行免疫；停止所有犬、猫交易。

4.2.2.4 流行病学调查及监测 发生疫情后，动物防疫监督机构应及时组织流行病学调查和疫源追踪；每天对疫点内的易感动物进行临床观察；对疫点内患病动物接触的易感动物进行一次抽样检测。

4.2.3 疫点、疫区和受威胁区的撤销

所有患病动物被扑杀并做无害化处理后，对疫点内易感动物连续观察30天以上，没有新发病例；疫情监测为阴性；按规定对疫点、疫区进行了终末消毒。符合以上条件，由原划定机关撤销疫点、疫区和受威胁区。动物防疫监督机构要继续对该地区进行定期疫情监测。

5 预防与控制

5.1 免疫接种

5.1.1 犬的免疫 对所有犬实行强制性免疫。对幼犬按照疫苗使用说明书要求及时进行初免，以后所有的犬每年用弱毒疫苗加强免疫一次。采用其他疫苗免疫的，按疫苗说明书进行。

5.1.2 其他动物的免疫 可根据当地疫情情况，根据需要进行免疫。

5.1.3 所有的免疫犬和其他免疫动物要按规定佩戴免疫标识，并发放统一的免疫证明，当地动物防疫监督部门要建立免疫档案。

5.2 疫情监测

每年对老疫区和其他重点区域的犬进行 1~2 次监测。采集犬的新鲜唾液，用 RT-PCR 方法或酶联免疫吸附试验（ELISA）进行检测。检测结果为阳性时，再采样送指定实验室进行复核确诊。

5.3 检疫

在运输或出售犬、猫前，畜主应向动物防疫监督机构申报检疫，动物防疫监督机构对检疫合格的犬、猫出具动物检疫合格证明；在运输或出售犬时，犬应具有狂犬病的免疫标识，畜主必须持有检疫合格证明。

犬、猫应从非疫区引进。引进后，应至少隔离观察 30 天，期间发现异常时，要及时向当地动物防疫监督机构报告。

5.4 日常防疫

养犬场要建立定期免疫、消毒、隔离等防疫制度；养犬、养猫户要注意做好圈舍的清洁卫生、并定期进行消毒，按规定及时进行狂犬病免疫。

（附件略）

资料来源：http://www.moa.gov.cn/govpublic/SYJ/201006/t20100606_1535572.htm

附录二　狂犬病隔离检疫技术规范

目　次

前　言

本标准按照 GB/T 1.1—2009 给出的规则起草。

本标准代替 DB11/T 734—2010《狂犬病隔离检疫技术规范》，与 DB11/T 734—2010 相比，除编辑性修改外主要技术变化如下：

——删除了检疫人员的范围（见 2010 年版的 5.1）；

——修改了隔离观察时限（见 4.2.1，2010 年版 5.2.5）；

——修改了异常情况处置（见 4.2.2，2010 年版 5.3.2）；

——修改了归档要求时限（见 6，2010 年版 5）。

本标准由北京市农业农村局提出并归口。

本标准由北京市农业农村局组织实施。

本标准起草单位：北京市农业农村局。

本标准主要起草人：马丽英、王滨、韦海涛、刘建华、韩磊、王斌、李志军、刘晓冬、于鹏、张弼、李腾、杨宝岩、钱斌、项字轩、张帅、张佳艳、张晓思。

本标准所代替的历次版本发布情况为：

DB11/T 734—2010。

狂犬病隔离检疫技术规范

1 范围

本标准规定了对隔离犬只进行狂犬病隔离检疫和处置、人员防护、归档等技术要求。

本标准适用于北京地区伤人犬或疑似患有狂犬病犬隔离检疫的技术操作。

2 规范性引用文件

下列文件对于本文件的应用是必不可少的。凡是注日期的引用文件，仅注日期的版本适用于本文件。凡是不注日期的引用文件，其最新版本（包括所有的修改单）适用于本文件。

GB/T 18639　狂犬病诊断技术

3 术语和定义

下列术语和定义适用于本文件。

3.1

疑似患病犬　rabies suspected dogs

临床特征为狂躁不安、意识紊乱等狂犬病典型症状的犬。

3.2

隔离检疫　quarantine

对因伤人或疑似患有狂犬病隔离的犬实施的狂犬病处置。

4　检疫和处置

4.1　情况调查

4.1.1　基本情况

调查犬主的姓名、联系电话、住址，犬的来源、品种、年龄、性别、毛色、登记年检信息、狂犬病免疫，以及被隔离的原因等情况。

4.1.2　调查记录

根据调查情况填写隔离犬情况调查表。隔离犬情况调查表见附录 A。

4.2　隔离观察和异常情况处置

4.2.1　隔离观察

4.2.1.1　对伤人或动物的犬，隔离 10 d，隔离期间不得接种狂犬病疫苗。

4.2.1.2　隔离期间，应当每日对隔离犬进行健康状况观察，填写隔离观察记录表，隔离观察记录表见附录 B。

4.2.2　异常情况报告

隔离期间，发现犬死亡或出现疑似患病症状，应当立即向动物疫病预防控制机构报告，动物疫病预防控制机构应当及时派人到现场实施检查和处置。

4.2.3　异常情况处置

对隔离期间死亡的犬，采集病料送专业实验室按照 GB/T 18639 的规定进行检测，出具隔离检疫报告，隔离检疫报告见附录 C，并按有关规定对犬尸体进行无害化处理。

4.3　隔离期结束的检查和处置

4.3.1　隔离期结束检查

在隔离期满后要对隔离犬进行临床检查，并核查隔离观察记录。

4.3.2 隔离期结束处置

4.3.2.1 隔离期间及临床检查未发现狂犬病临床症状的，可以判定为未感染狂犬病犬，出具隔离检疫报告。

4.3.2.2 隔离前未接种狂犬病疫苗的或免疫情况不明犬，应接种狂犬病疫苗。

5 人员防护

5.1 从事犬的隔离检疫相关工作的人员应接种人狂犬病疫苗。

5.2 从事犬的隔离检疫相关工作的人员应配备防护手套、口罩、工作服和靴等防护用品。

6 归档要求

档案归档应满足以下要求：

——每犬一档；

——保存隔离犬情况调查表、隔离观察记录和隔离检疫报告；

——至少保存 1 年。

附录 A

（规范性附录）
隔离犬情况调查表

表 A.1　隔离犬情况调查表

编号：

动物主人		联系电话		地址	
是否登记：	□是　　□否			登记编号：	
品种				性别	
年龄				毛色	
隔离原因					
□咬伤人	___年___月___日在_____ _____咬伤___人。				□其他
□疑似患病	___年___月___日在_____ _____被___咬伤。				
免疫信息					
是否免疫：	□是　　□否			免疫证号：	
最近一次免疫时间		免疫实施单位		疫苗种类	生产厂家
隔离地点					
隔离编号					
隔离时间： 　　年　月　日　时至　　　　年　月　日　时 　　　　　　　　　　　　调查人：（签字）					
注：能够证明隔离犬接种狂犬病疫苗的其他材料可做附件。					

附录 B

（规范性附录）

隔离观察记录表

表 B.1　隔离观察记录表

隔离犬编号：

隔离观察信息						
日期	狂犬病临床症状		死亡		观察时间	观察人员
年　月　日	□有	□无	□是	□否		
年　月　日	□有	□无	□是	□否		
年　月　日	□有	□无	□是	□否		
年　月　日	□有	□无	□是	□否		
年　月　日	□有	□无	□是	□否		
年　月　日	□有	□无	□是	□否		
年　月　日	□有	□无	□是	□否		
年　月　日	□有	□无	□是	□否		
年　月　日	□有	□无	□是	□否		
年　月　日	□有	□无	□是	□否		
年　月　日	□有	□无	□是	□否		
年　月　日	□有	□无	□是	□否		
年　月　日	□有	□无	□是	□否		
年　月　日	□有	□无	□是	□否		
年　月　日	□有	□无	□是	□否		
年　月　日	□有	□无	□是	□否		
年　月　日	□有	□无	□是	□否		
年　月　日	□有	□无	□是	□否		
年　月　日	□有	□无	□是	□否		
年　月　日	□有	□无	□是	□否		
年　月　日	□有	□无	□是	□否		

附录C

（规范性附录）
隔离检疫报告

表 C.1　隔离检疫报告

隔离编号：

隔离期：	年　月　日　时至　　年　月　日　时
报告类型 异常情况处置 隔离期结束处置	
临床检查：	
隔离检疫结论：	人员签字： 日期：

资料来源：https://dbba. sacinfo. org. cn/stdDetail/1f68beab22616f
071512815d596ef2dec4d7adea733beb23f466f7b29ddb3bb9

附录三　病死畜禽和病害畜禽产品无害化处理管理办法

（中华人民共和国农业农村部令 2022 年第 3 号公布，自 2022 年 7 月 1 日起施行。）

第一章　总则

第一条　为了加强病死畜禽和病害畜禽产品无害化处理管理，防控动物疫病，促进畜牧业高质量发展，保障公共卫生安全和人体健康，根据《中华人民共和国动物防疫法》（以下简称《动物防疫法》），制定本办法。

第二条　本办法适用于畜禽饲养、屠宰、经营、隔离、运输等过程中病死畜禽和病害畜禽产品的收集、无害化处理及其监督管理活动。

发生重大动物疫情时，应当根据动物疫病防控要求开展病死畜禽和病害畜禽产品无害化处理。

第三条　下列畜禽和畜禽产品应当进行无害化处理：

（一）染疫或者疑似染疫死亡、因病死亡或者死因不明的；

（二）经检疫、检验可能危害人体或者动物健康的；

（三）因自然灾害、应激反应、物理挤压等因素死亡的；

（四）屠宰过程中经肉品品质检验确认为不可食用的；

（五）死胎、木乃伊胎等；

（六）因动物疫病防控需要被扑杀或销毁的；

（七）其他应当进行无害化处理的。

第四条　病死畜禽和病害畜禽产品无害化处理坚持统筹规划与属地负责相结合、政府监管与市场运作相结合、财政补助与保险联动相结合、集中处理与自行处理相结合的原则。

第五条　从事畜禽饲养、屠宰、经营、隔离等活动的单位和个人，应当承担主体责任，按照本办法对病死畜禽和病害畜禽产品进行无害化处理，或者委托病死畜禽无害化处理场处理。

运输过程中发生畜禽死亡或者因检疫不合格需要进行无害化处理的，承运人应当立即通知货主，配合做好无害化处理，不得擅自弃置和处理。

第六条　在江河、湖泊、水库等水域发现的死亡畜禽，依法由所在地县级人民政府组织收集、处理并溯源。

在城市公共场所和乡村发现的死亡畜禽，依法由所在地街道办事处、乡级人民政府组织收集、处理并溯源。

第七条　病死畜禽和病害畜禽产品收集、无害化处理、资源化利用应当符合农业农村部相关技术规范，并采取必要的防疫措施，防止传播动物疫病。

第八条　农业农村部主管全国病死畜禽和病害畜禽产品无害化处理工作。

县级以上地方人民政府农业农村主管部门负责本行政区域病死畜禽和病害畜禽产品无害化处理的监督管理工作。

第九条　省级人民政府农业农村主管部门结合本行政区域畜牧业发展规划和畜禽养殖、疫病发生、畜禽死亡等情况，编制病死畜禽和病害畜禽产品集中无害化处理场所建设规划，合理布局病死畜禽无害化处理场，经本级人民政府批准后实施，并报农业农村部备案。

鼓励跨县级以上行政区域建设病死畜禽无害化处理场。

第十条 县级以上人民政府农业农村主管部门应当落实病死畜禽无害化处理财政补助政策和农机购置补贴与应用政策，协调有关部门优先保障病死畜禽无害化处理场用地、落实税收优惠政策，推动建立病死畜禽无害化处理和保险联动机制，将病死畜禽无害化处理作为保险理赔的前提条件。

第二章 收集

第十一条 畜禽养殖场、养殖户、屠宰厂（场）、隔离场应当及时对病死畜禽和病害畜禽产品进行贮存和清运。

畜禽养殖场、屠宰厂（场）、隔离场委托病死畜禽无害化处理场处理的，应当符合以下要求：

（一）采取必要的冷藏冷冻、清洗消毒等措施；

（二）具有病死畜禽和病害畜禽产品专用输出通道；

（三）及时通知病死畜禽无害化处理场进行收集，或自行送至指定地点。

第十二条 病死畜禽和病害畜禽产品集中暂存点应当具备下列条件：

（一）有独立封闭的贮存区域，并且防渗、防漏、防鼠、防盗，易于清洗消毒；

（二）有冷藏冷冻、清洗消毒等设施设备；

（三）设置显著警示标识；

（四）有符合动物防疫需要的其他设施设备。

第十三条 专业从事病死畜禽和病害畜禽产品收集的单位和个人，应当配备专用运输车辆，并向承运人所在地县级人民政府农业农村主管部门备案。备案时应当通过农业农村部指定的信息系统提交车辆所有权人的营业执照、运输车辆行驶证、运输车辆照片。

县级人民政府农业农村主管部门应当核实相关材料信息，备案材料符合要求的，及时予以备案；不符合要求的，应当一次性告知备案人补充相关材料。

第十四条　病死畜禽和病害畜禽产品专用运输车辆应当符合以下要求：

（一）不得运输病死畜禽和病害畜禽产品以外的其他物品；

（二）车厢密闭、防水、防渗、耐腐蚀，易于清洗和消毒；

（三）配备能够接入国家监管监控平台的车辆定位跟踪系统、车载终端；

（四）配备人员防护、清洗消毒等应急防疫用品；

（五）有符合动物防疫需要的其他设施设备。

第十五条　运输病死畜禽和病害畜禽产品的单位和个人，应当遵守下列规定：

（一）及时对车辆、相关工具及作业环境进行消毒；

（二）作业过程中如发生渗漏，应当妥善处理后再继续运输；

（三）做好人员防护和消毒。

第十六条　跨县级以上行政区域运输病死畜禽和病害畜禽产品的，相关区域县级以上地方人民政府农业农村主管部门应当加强协作配合，及时通报紧急情况，落实监管责任。

第三章　无害化处理

第十七条　病死畜禽和病害畜禽产品无害化处理以集中处理为主，自行处理为补充。

病死畜禽无害化处理场的设计处理能力应当高于日常病死畜禽和病害畜禽产品处理量，专用运输车辆数量和运载能力应当与区域内畜禽养殖情况相适应。

第十八条 病死畜禽无害化处理场应当符合省级人民政府病死畜禽和病害畜禽产品集中无害化处理场所建设规划并依法取得动物防疫条件合格证。

第十九条 畜禽养殖场、屠宰厂（场）、隔离场在本场（厂）内自行处理病死畜禽和病害畜禽产品的，应当符合无害化处理场所的动物防疫条件，不得处理本场（厂）外的病死畜禽和病害畜禽产品。

畜禽养殖场、屠宰厂（场）、隔离场在本场（厂）外自行处理的，应当建设病死畜禽无害化处理场。

第二十条 畜禽养殖场、养殖户、屠宰厂（场）、隔离场委托病死畜禽无害化处理场进行无害化处理的，应当签订委托合同，明确双方的权利、义务。

无害化处理费用由财政进行补助或者由委托方承担。

第二十一条 对于边远和交通不便地区以及畜禽养殖户自行处理零星病死畜禽的，省级人民政府农业农村主管部门可以结合实际情况和风险评估结果，组织制定相关技术规范。

第二十二条 病死畜禽和病害畜禽产品集中暂存点、病死畜禽无害化处理场应当配备专门人员负责管理。

从事病死畜禽和病害畜禽产品无害化处理的人员，应当具备相关专业技能，掌握必要的安全防护知识。

第二十三条 鼓励在符合国家有关法律法规规定的情况下，对病死畜禽和病害畜禽产品无害化处理产物进行资源化利用。

病死畜禽和病害畜禽产品无害化处理场所销售无害化处理产物的，应当严控无害化处理产物流向，查验购买方资质并留存相关材料，签订销售合同。

第二十四条　病死畜禽和病害畜禽产品无害化处理应当符合安全生产、环境保护等相关法律法规和标准规范要求，接受有关主管部门监管。

病死畜禽无害化处理场处理本办法第三条之外的病死动物和病害动物产品的，应当要求委托方提供无特殊风险物质的证明。

第四章　监督管理

第二十五条　农业农村部建立病死畜禽无害化处理监管监控平台，加强全程追溯管理。

从事畜禽饲养、屠宰、经营、隔离及病死畜禽收集、无害化处理的单位和个人，应当按要求填报信息。

县级以上地方人民政府农业农村主管部门应当做好信息审核，加强数据运用和安全管理。

第二十六条　农业农村部负责组织制定全国病死畜禽和病害畜禽产品无害化处理生物安全风险调查评估方案，对病死畜禽和病害畜禽产品收集、无害化处理生物安全风险因素进行调查评估。

省级人民政府农业农村主管部门应当制定本行政区域病死畜禽和病害畜禽产品无害化处理生物安全风险调查评估方案并组织实施。

第二十七条　根据病死畜禽无害化处理场规模、设施装备状况、管理水平等因素，推行分级管理制度。

第二十八条　病死畜禽和病害畜禽产品无害化处理场所应当建立并严格执行以下制度：

（一）设施设备运行管理制度；

（二）清洗消毒制度；

（三）人员防护制度；

（四）生物安全制度；

（五）安全生产和应急处理制度。

第二十九条　从事畜禽饲养、屠宰、经营、隔离以及病死畜禽和病害畜禽产品收集、无害化处理的单位和个人，应当建立台账，详细记录病死畜禽和病害畜禽产品的种类、数量（重量）、来源、运输车辆、交接人员和交接时间、处理产物销售情况等信息。

病死畜禽和病害畜禽产品处理场所应当安装视频监控设备，对病死畜禽和病害畜禽产品进（出）场、交接、处理和处理产物存放等进行全程监控。

相关台账记录保存期不少于二年，相关监控影像资料保存期不少于三十天。

第三十条　病死畜禽无害化处理场所应当于每年一月底前向所在地县级人民政府农业农村主管部门报告上一年度病死畜禽和病害畜禽产品无害化处理、运输车辆和环境清洗消毒等情况。

第三十一条　县级以上地方人民政府农业农村主管部门执行监督检查任务时，从事病死畜禽和病害畜禽产品收集、无害化处理的单位和个人应当予以配合，不得拒绝或者阻碍。

第三十二条　任何单位和个人对违反本办法规定的行为，有权向县级以上地方人民政府农业农村主管部门举报。接到举报的部门应当及时调查处理。

第五章　法律责任

第三十三条　未按照本办法第十一条、第十二条、第十五条、

第十九条、第二十二条规定处理病死畜禽和病害畜禽产品的，按照《动物防疫法》第九十八条规定予以处罚。

第三十四条 畜禽养殖场、屠宰厂（场）、隔离场、病死畜禽无害化处理场未取得动物防疫条件合格证或生产经营条件发生变化，不再符合动物防疫条件继续从事无害化处理活动的，分别按照《动物防疫法》第九十八条、第九十九条处罚。

第三十五条 专业从事病死畜禽和病害畜禽产品运输的车辆，未经备案或者不符合本办法第十四条规定的，分别按照《动物防疫法》第九十八条、第九十四条处罚。

第三十六条 违反本办法第二十八条、第二十九条规定，未建立管理制度、台账或者进行视频监控的，由县级以上地方人民政府农业农村主管部门责令改正；拒不改正或者情节严重的，处二千元以上二万元以下罚款。

第六章 附则

第三十七条 本办法下列用语的含义：

（一）畜禽，是指《国家畜禽遗传资源目录》范围内的畜禽，不包括用于科学研究、教学、检定以及其他科学实验的畜禽。

（二）隔离场所，是指对跨省、自治区、直辖市引进的乳用种用动物或输入到无规定动物疫病区的相关畜禽进行隔离观察的场所，不包括进出境隔离观察场所。

（三）病死畜禽和病害畜禽产品无害化处理场所，是指病死畜禽无害化处理场以及畜禽养殖场、屠宰厂（场）、隔离场内的无害化处理区域。

第三十八条 病死水产养殖动物和病害水产养殖动物产品的

无害化处理，参照本办法执行。

第三十九条 本办法自 2022 年 7 月 1 日起施行。

资料来源：http://www.moa.gov.cn/gk/nyncbgzk/gzk/202209/t20
220928_6412057.htm

附录四　北京市犬只狂犬病强制免疫管理办法（试行）

第一条　为了落实犬只狂犬病强制免疫工作，预防、控制狂犬病的发生、流行，保护人体健康，维护公共卫生，根据《北京市动物防疫条例》和《北京市养犬管理规定》，制定本办法。

第二条　北京市农业局负责全市狂犬病强制免疫的统一管理；区、县兽医行政主管部门负责具体组织实施本行政区域内狂犬病强制免疫工作。

动物疫病预防控制机构承担狂犬病强制免疫的技术指导、技术培训、免疫效果监测和免疫质量评估以及宣传教育工作。

动物卫生监督机构负责狂犬病强制免疫的监督执法工作。

乡镇人民政府、街道办事处应当协助做好犬只饲养情况调查、狂犬病强制免疫宣传和组织动员工作。

村民委员会、居民委员会应当配合做好本辖区内的狂犬病强制免疫工作，督促和引导村民、居民依法履行狂犬病强制免疫义务。

第三条　犬只饲养者应按照本办法规定对犬只接种狂犬病疫苗，取得狂犬病免疫证明、免疫标识。

犬只饲养者不得携带未佩戴狂犬病免疫标识的犬只在户外活动。

第四条　在本市饲养的出生满三个月的或饲养者不能确定其狂犬病免疫情况的三月龄以上的犬只应当立即进行首次狂犬病免疫接种。在首次免疫后，每年按期进行加强免疫。

第五条　犬只养殖场可由其配备的或委托的动物防疫技术人

员在场内为犬只实施狂犬病免疫接种。

其他犬只饲养者应当到区、县兽医行政主管部门认定的狂犬病免疫点（以下称免疫点）对犬只进行狂犬病免疫接种。

第六条 区、县兽医行政主管部门可按照合理布局、方便群众的原则认定符合条件的动物诊疗机构作为免疫点。

区、县兽医行政主管部门在乡镇或者特定区域派驻的基层兽医机构均应当认定为免疫点。

第七条 免疫点应具备以下条件：

（一）具有2名以上经过区、县兽医行政主管部门组织的预防接种专业培训并考核合格的动物防疫技术人员；

（二）具有符合疫苗储存要求的设施、设备及配套管理制度；

（三）具有与其他区域物理分隔、独立设置的免疫室或免疫区；

（四）具有符合全市狂犬病强制免疫信息管理要求的终端设备。

第八条 需要在免疫点以外的场所设立临时狂犬病免疫点，应当向区、县兽医行政主管部门报告。区、县兽医行政主管部门应当对临时狂犬病免疫点的免疫条件进行审查。

第九条 区、县兽医行政主管部门应当每年将认定的免疫点名录向社会公布。

第十条 狂犬病疫苗免疫接种应当由经过区、县兽医行政主管部门组织的专业培训并考核合格的执业兽医师、执业助理兽医师或其他动物防疫技术人员实施。

第十一条 免疫点应当在门口悬挂免疫点标牌；标示狂犬病免疫室或免疫区；公示免疫程序、免疫人员、免疫价格及监督电话。

免疫点标牌由区、县兽医行政主管部门按照市农业局规定的格式制发。

第十二条　动物防疫技术人员在对符合接种条件的犬只实施狂犬病免疫接种后，应当为犬只加挂狂犬病免疫标识，出具狂犬病免疫证明，按照本市犬只狂犬病强制免疫信息管理要求上报相关信息。

第十三条　狂犬病免疫标识为全市统一监制的系挂在犬只项圈或其他佩具上的金属标牌，标识信息包括免疫年度、唯一标识编号和咨询服务电话等。

第十四条　市农业局每年确定并向社会公布下一年度狂犬病免疫标识样式。

免疫标识的样式每年更换一种，以形状和颜色与相邻年份区别。在加强免疫时，更换为当年度免疫标识。

第十五条　区、县兽医行政主管部门负责组织做好本行政区域内狂犬病免疫标识的制作、发放和监管工作。

第十六条　狂犬病免疫点应妥善保管免疫标识、免疫信息，防止遗失。

第十七条　对于已按规定登记年检缴费的犬，不收取免疫费用。对于尚未登记的犬，由犬只饲养者支付免疫费用。

区、县兽医行政主管部门根据狂犬病的发生和流行情况，需要开展区域性免疫或紧急免疫时，不收取免疫费用。

第十八条　对于免疫标识和免疫证明遗失或损毁的，犬主须携犬到取得免疫标识和免疫证明的免疫点申请补领，免疫点核实后免费发放。

第十九条　犬只养殖场应当建立狂犬病免疫档案，出场时按规定申报产地检疫，凭免疫档案向基层兽医机构申领免疫证明和免疫标识，有关免疫信息由基层兽医机构负责收集并上报。

第二十条　狂犬病免疫点应当在每月最后一个工作日将当月

犬只免疫信息上报至市动物疫病预防控制中心。

第二十一条　市动物疫病预防控制中心负责建立和管理全市狂犬病强制免疫信息系统；制定免疫证明格式，统一收集、统计免疫相关信息；提供相关信息咨询服务。

免疫点除按规定向市动物疫病预防控制中心上报信息外，不得向任何其他单位和个人提供免疫相关信息。

第二十二条　本市狂犬病强制免疫应当使用兽用狂犬病灭活疫苗。

登记年检犬免疫、区县组织开展的区域性免疫或紧急免疫所需疫苗，由各区、县兽医行政主管部门组织采购和发放使用。

对于尚未登记的犬免疫所用疫苗，可由免疫点自行采购。采购时应当对供货单位的资质和产品批准证明文件进行审核，并留存首次购进疫苗加盖供货单位印章的前述证明文件的复印件以及每批疫苗的供货凭证；建立犬只狂犬病疫苗购销专用台账。上述专用材料至少保存3年。

免疫点不得将狂犬病疫苗发给犬只饲养者自行免疫。

第二十三条　免疫点有下列情形之一的，由区、县兽医行政主管部门取消其免疫点资格，收回其免疫点标牌和免疫标识。

（一）不再具备本办法第七条规定条件的；

（二）使用假、劣兽用狂犬病疫苗的；

（三）未按规定报送狂犬病强制免疫信息的；

（四）未按规定建立和保存狂犬病疫苗专用台账等材料的；

（五）违反本办法第二十一条第二款规定的；

（六）由未经培训考核合格人员实施狂犬病免疫的；

（七）发生严重免疫标识遗失事件的；

（八）擅自在狂犬病免疫点以外开展狂犬病免疫活动的；

（九）未按规定发放免疫标识、免疫证明的；

（十）从业地点发生变更的；

（十一）申请终止狂犬病免疫服务的。

第二十四条　动物卫生监督机构应建立对免疫点所用疫苗监督检查制度，依法查处使用假、劣兽用狂犬病疫苗等违法行为。

动物疫病预防控制机构应建立免疫效果评价机制，开展对犬只养殖场和免疫点的狂犬病免疫效果监测和免疫质量评估。

第二十五条　犬只饲养者未按规定对犬只进行免疫接种的，由动物卫生监督机构依照《北京市动物防疫条例》第五十八条处罚；发生拒绝免疫和阻碍动物卫生监督机构工作人员依法执行职务情况时，通报公安机关协助处理。

第二十六条　本办法由市农业局负责解释。

第二十七条　本办法自 2015 年 1 月 1 日起实施。

附件 1：临时狂犬病免疫点条件要求

附件 2：犬只狂犬病疫苗购销专用台账

附件 1
临时狂犬病免疫点条件要求

1　环境要求

1.1　免疫注射应在相对独立密闭的空间内实施，配备桌椅、电源、操作台等设施设备；

1.2　免疫注射密闭空间具有温度调节设备，保证温度适宜；

1.3　免疫注射期间，房间应每日消毒并有完整消毒记录。

2　设备要求

2.1　疫苗存储设备：冰箱；

2.2　常规检查器具：体温计、听诊器、保定器具、消毒器具等；

2.3　抢救用品：常规急救药品等；

2.4　医疗垃圾收集器具；

2.5　免疫证明录入终端和打印设备；

2.6　像素 800 万以上的照相设备。

3　人员要求

由经过培训并考核合格的免疫人员进行狂犬病强制免疫注射。

附件 2
犬只狂犬病疫苗购销专用台账

疫苗购入记录			
生产企业		供货单位	
购入日期		购入数量	
单批号		疫苗规格	
疫苗使用记录			
使用日期（按日记录）		使用数量	填表人

资料来源：https://www.beijing.gov.cn/zhengce/zhengcefagui/201
905/t20190522_58163.html

附录五　动物诊疗机构管理办法

第一章　总则

第一条　为了加强动物诊疗机构管理，规范动物诊疗行为，保障公共卫生安全，根据《中华人民共和国动物防疫法》，制定本办法。

第二条　在中华人民共和国境内从事动物诊疗活动的机构，应当遵守本办法。

本办法所称动物诊疗，是指动物疾病的预防、诊断、治疗和动物绝育手术等经营性活动，包括动物的健康检查、采样、剖检、配药、给药、针灸、手术、填写诊断书和出具动物诊疗有关证明文件等。

本办法所称动物诊疗机构，包括动物医院、动物诊所以及其他提供动物诊疗服务的机构。

第三条　农业农村部负责全国动物诊疗机构的监督管理。

县级以上地方人民政府农业农村主管部门负责本行政区域内动物诊疗机构的监督管理。

第四条　农业农村部加强信息化建设，建立健全动物诊疗机构信息管理系统。

县级以上地方人民政府农业农村主管部门应当优化许可办理流程，推行网上办理等便捷方式，加强动物诊疗机构信息管理工作。

第二章　　诊疗许可

第五条　国家实行动物诊疗许可制度。从事动物诊疗活动的机构，应当取得动物诊疗许可证，并在规定的诊疗活动范围内开展动物诊疗活动。

第六条　从事动物诊疗活动的机构，应当具备下列条件：

（一）有固定的动物诊疗场所，且动物诊疗场所使用面积符合省、自治区、直辖市人民政府农业农村主管部门的规定；

（二）动物诊疗场所选址距离动物饲养场、动物屠宰加工场所、经营动物的集贸市场不少于二百米；

（三）动物诊疗场所设有独立的出入口，出入口不得设在居民住宅楼内或者院内，不得与同一建筑物的其他用户共用通道；

（四）具有布局合理的诊疗室、隔离室、药房等功能区；

（五）具有诊断、消毒、冷藏、常规化验、污水处理等器械设备；

（六）具有诊疗废弃物暂存处理设施，并委托专业处理机构处理；

（七）具有染疫或者疑似染疫动物的隔离控制措施及设施设备；

（八）具有与动物诊疗活动相适应的执业兽医；

（九）具有完善的诊疗服务、疫情报告、卫生安全防护、消毒、隔离、诊疗废弃物暂存、兽医器械、兽医处方、药物和无害化处理等管理制度。

第七条　动物诊所除具备本办法第六条规定的条件外，还应当具备下列条件：

（一）具有一名以上执业兽医师；

（二）具有布局合理的手术室和手术设备。

第八条 动物医院除具备本办法第六条规定的条件外，还应当具备下列条件：

（一）具有三名以上执业兽医师；

（二）具有 X 光机或者 B 超等器械设备；

（三）具有布局合理的手术室和手术设备。

除前款规定的动物医院外，其他动物诊疗机构不得从事动物颅腔、胸腔和腹腔手术。

第九条 从事动物诊疗活动的机构，应当向动物诊疗场所所在地的发证机关提出申请，并提交下列材料：

（一）动物诊疗许可证申请表；

（二）动物诊疗场所地理方位图、室内平面图和各功能区布局图；

（三）动物诊疗场所使用权证明；

（四）法定代表人（负责人）身份证明；

（五）执业兽医资格证书；

（六）设施设备清单；

（七）管理制度文本。

申请材料不齐全或者不符合规定条件的，发证机关应当自收到申请材料之日起五个工作日内一次性告知申请人需补正的内容。

第十条 动物诊疗机构应当使用规范的名称。未取得相应许可的，不得使用"动物诊所"或者"动物医院"的名称。

第十一条 发证机关受理申请后，应当在十五个工作日内完成对申请材料的审核和对动物诊疗场所的实地考查。符合规定条件的，发证机关应当向申请人颁发动物诊疗许可证；不符合条件的，书面通知申请人，并说明理由。

专门从事水生动物疫病诊疗的，发证机关在核发动物诊疗许可证时，应当征求同级渔业主管部门的意见。

第十二条　动物诊疗许可证应当载明诊疗机构名称、诊疗活动范围、从业地点和法定代表人（负责人）等事项。

动物诊疗许可证格式由农业农村部统一规定。

第十三条　动物诊疗机构设立分支机构的，应当按照本办法的规定另行办理动物诊疗许可证。

第十四条　动物诊疗机构变更名称或者法定代表人（负责人）的，应当在办理市场主体变更登记手续后十五个工作日内，向原发证机关申请办理变更手续。

动物诊疗机构变更从业地点、诊疗活动范围的，应当按照本办法规定重新办理动物诊疗许可手续，申请换发动物诊疗许可证。

第十五条　动物诊疗许可证不得伪造、变造、转让、出租、出借。

动物诊疗许可证遗失的，应当及时向原发证机关申请补发。

第十六条　发证机关办理动物诊疗许可证，不得向申请人收取费用。

第三章　诊疗活动管理

第十七条　动物诊疗机构应当依法从事动物诊疗活动，建立健全内部管理制度，在诊疗场所的显著位置悬挂动物诊疗许可证和公示诊疗活动从业人员基本情况。

第十八条　动物诊疗机构可以通过在本机构备案从业的执业兽医师，利用互联网等信息技术开展动物诊疗活动，活动范围不得超出动物诊疗许可证核定的诊疗活动范围。

第十九条　动物诊疗机构应当对兽医相关专业学生、毕业生参与动物诊疗活动加强监督指导。

第二十条　动物诊疗机构应当按照国家有关规定使用兽医器械和兽药，不得使用不符合规定的兽医器械、假劣兽药和农业农村部规定禁止使用的药品及其他化合物。

第二十一条　动物诊疗机构兼营动物用品、动物饲料、动物美容、动物寄养等项目的，兼营区域与动物诊疗区域应当分别独立设置。

第二十二条　动物诊疗机构应当使用载明机构名称的规范病历，包括门（急）诊病历和住院病历。病历档案保存期限不得少于三年。

病历根据不同的记录形式，分为纸质病历和电子病历。电子病历与纸质病历具有同等效力。

病历包括诊疗活动中形成的文字、符号、图表、影像、切片等内容或者资料。

第二十三条　动物诊疗机构应当为执业兽医师提供兽医处方笺，处方笺的格式和保存等应当符合农业农村部规定的兽医处方格式及应用规范。

第二十四条　动物诊疗机构安装、使用具有放射性的诊疗设备的，应当依法经生态环境主管部门批准。

第二十五条　动物诊疗机构发现动物染疫或者疑似染疫的，应当按照国家规定立即向所在地农业农村主管部门或者动物疫病预防控制机构报告，并迅速采取隔离、消毒等控制措施，防止动物疫情扩散。

动物诊疗机构发现动物患有或者疑似患有国家规定应当扑杀的疫病时，不得擅自进行治疗。

第二十六条　动物诊疗机构应当按照国家规定处理染疫动物

及其排泄物、污染物和动物病理组织等。

动物诊疗机构应当参照《医疗废物管理条例》的有关规定处理诊疗废弃物，不得随意丢弃诊疗废弃物，排放未经无害化处理的诊疗废水。

第二十七条　动物诊疗机构应当支持执业兽医按照当地人民政府或者农业农村主管部门的要求，参加动物疫病预防、控制和动物疫情扑灭活动。

动物诊疗机构可以通过承接政府购买服务的方式开展动物防疫和疫病诊疗活动。

第二十八条　动物诊疗机构应当配合农业农村主管部门、动物卫生监督机构、动物疫病预防控制机构进行有关法律法规宣传、流行病学调查和监测工作。

第二十九条　动物诊疗机构应当定期对本单位工作人员进行专业知识、生物安全以及相关政策法规培训。

第三十条　动物诊疗机构应当于每年三月底前将上年度动物诊疗活动情况向县级人民政府农业农村主管部门报告。

第三十一条　县级以上地方人民政府农业农村主管部门应当建立健全日常监管制度，对辖区内动物诊疗机构和人员执行法律、法规、规章的情况进行监督检查。

第四章　法律责任

第三十二条　违反本办法规定，动物诊疗机构有下列行为之一的，依照《中华人民共和国动物防疫法》第一百零五条第一款的规定予以处罚：

（一）超出动物诊疗许可证核定的诊疗活动范围从事动物诊

疗活动的；

（二）变更从业地点、诊疗活动范围未重新办理动物诊疗许可证的。

第三十三条 使用伪造、变造、受让、租用、借用的动物诊疗许可证的，县级以上地方人民政府农业农村主管部门应当依法收缴，并依照《中华人民共和国动物防疫法》第一百零五条第一款的规定予以处罚。

第三十四条 动物诊疗场所不再具备本办法第六条、第七条、第八条规定条件，继续从事动物诊疗活动的，由县级以上地方人民政府农业农村主管部门给予警告，责令限期改正；逾期仍达不到规定条件的，由原发证机关收回、注销其动物诊疗许可证。

第三十五条 违反本办法规定，动物诊疗机构有下列行为之一的，由县级以上地方人民政府农业农村主管部门责令限期改正，处一千元以上五千元以下罚款：

（一）变更机构名称或者法定代表人（负责人）未办理变更手续的；

（二）未在诊疗场所悬挂动物诊疗许可证或者公示诊疗活动从业人员基本情况的；

（三）未使用规范的病历或未按规定为执业兽医师提供处方笺的，或者不按规定保存病历档案的；

（四）使用未在本机构备案从业的执业兽医从事动物诊疗活动的。

第三十六条 动物诊疗机构未按规定实施卫生安全防护、消毒、隔离和处置诊疗废弃物的，依照《中华人民共和国动物防疫法》第一百零五条第二款的规定予以处罚。

第三十七条 诊疗活动从业人员有下列行为之一的，依照

《中华人民共和国动物防疫法》第一百零六条第一款的规定，对其所在的动物诊疗机构予以处罚：

（一）执业兽医超出备案所在县域或者执业范围从事动物诊疗活动的；

（二）执业兽医被责令暂停动物诊疗活动期间从事动物诊疗活动的；

（三）执业助理兽医师未按规定开展手术活动，或者开具处方、填写诊断书、出具动物诊疗有关证明文件的；

（四）参加教学实践的学生或者工作实践的毕业生未经执业兽医师指导开展动物诊疗活动的。

第三十八条　违反本办法规定，动物诊疗机构未按规定报告动物诊疗活动情况的，依照《中华人民共和国动物防疫法》第一百零八条的规定予以处罚。

第三十九条　县级以上地方人民政府农业农村主管部门不依法履行审查和监督管理职责，玩忽职守、滥用职权或者徇私舞弊的，依照有关规定给予处分；构成犯罪的，依法追究刑事责任。

第五章　附　则

第四十条　乡村兽医在乡村从事动物诊疗活动的，应当有固定的从业场所。

第四十一条　本办法所称发证机关，是指县（市辖区）级人民政府农业农村主管部门；市辖区未设立农业农村主管部门的，发证机关为上一级农业农村主管部门。

第四十二条　本办法自 2022 年 10 月 7 日起施行。农业部

2008 年 11 月 26 日公布，2016 年 5 月 30 日、2017 年 11 月 30 日修订的《动物诊疗机构管理办法》同时废止。

本办法施行前已取得动物诊疗许可证的动物诊疗机构，应当自本办法实施之日起一年内达到本办法规定的条件。

资料来源：http://www.moa.gov.cn/gk/nyncbgzk/gzk/202209/t20220929_6412256.htm